水泥生产企业职业病危害防治指南

高子清　秦兴强　梁天杰　高世民　编著

U0315259

应急管理出版社

·北　京·

图书在版编目（CIP）数据

水泥生产企业职业病危害防治指南/高子清等编著.
－－北京：应急管理出版社，2019
ISBN 978－7－5020－6686－4

Ⅰ.①水⋯　Ⅱ.①高⋯　Ⅲ.①水泥工业—职业病—防
治—指南　Ⅳ.①R135－62

中国版本图书馆 CIP 数据核字（2019）第 067932 号

水泥生产企业职业病危害防治指南

编　　著	高子清　秦兴强　梁天杰　高世民
责任编辑	尹忠昌　曲光宇
编　　辑	孟　楠
责任校对	孔青青
封面设计	罗针盘

出版发行　应急管理出版社（北京市朝阳区芍药居 35 号　100029）
电　　话　010－84657898（总编室）　010－84657880（读者服务部）
网　　址　www. cciph. com. cn
印　　刷　北京市庆全新光印刷有限公司
经　　销　全国新华书店

开　　本　710mm×1000mm$^1/_{16}$　印张　$11^1/_2$　字数　143 千字
版　　次　2019 年 4 月第 1 版　2019 年 4 月第 1 次印刷
社内编号　20180384　　　　　定价　26.00 元

序

　　水泥行业是重要的基础原材料工业，在国民经济建设中处于十分重要的地位。水泥行业的发展已成为衡量一个国家社会经济发展水平和综合实力的重要指标之一。据欧洲水泥协会的数据显示，2013 年，全球水泥产量合计达到 40×10^8 t，其中中国水泥产量占到全球总产量的 58.6%。

　　本书中的水泥生产企业主要包括水泥厂、熟料厂和粉磨站三种形式。水泥厂指包括原料处理、生料粉磨、熟料煅烧、煤粉制备、水泥粉磨、水泥均化及储存、水泥包装或散装等生产工序的企业；熟料厂指包括原料处理、生料粉磨、熟料煅烧、煤粉制备工序的企业；粉磨站指包括水泥粉磨、水泥均化及储存、水泥包装或散装等生产工序的企业。

　　据国家有关职业卫生监督管理部门 2013 年底统计数据，全国有水泥生产企业约 5000 余家，各省（自治区、直辖市）均有分布，从业人员总数约 95 万人，接触粉尘人数约 20 万人。从企业规模上看，大型企业近 50 家，约占 1%；中型企业近 1380 家，约占 27%；小微型企业近 3690 家，约占 73%。

　　我国水泥熟料煅烧设备主要有新型干法回转窑和机立窑两种。目前，新型干法已经成为水泥生产工艺的主导。截止到 2013 年底，全国新型干法水泥生产线累计 1700 余条。国家已明确提出淘汰窑径 3 m 及以上水泥机立窑、干法中空窑（生产高铝水泥、硫铝酸盐水泥等特种水泥除外）、立波尔窑、湿法窑。但是，国内一些经济欠发达地区仍有少数立窑水泥生产线在生产。

近年来我国职业病危害问题日益凸显，职业卫生工作面临的形势比较严峻，我国职业病报告病例总体呈上升趋势。由于职业病具有迟发性和隐匿性的特点，我国职业病在今后一段时期内仍将呈现高发态势。2013 年，国家有关职业卫生监督管理部门组织检测机构对全国 6 个省的 31 家水泥生产企业进行了职业病危害现状调研和检测。从检测结果来看，工作场所粉尘浓度超标现象十分严重。一些中小型企业的职业卫生管理工作存在较大差距，主要表现在以下 6 个方面：

一是对职业卫生工作不重视。主要负责人对职业卫生工作缺乏基本的认识，未建立、健全职业病防治责任制，未设置或者指定职业卫生管理机构或者配备专（兼）职的职业卫生管理人员。

二是大多数水泥制造企业包装、装车工艺设备落后，除尘系统设计不合理，防尘效果差。没有为作业人员提供个人职业病防护用品或所提供的防护用品不符合国家职业卫生标准要求，有的甚至使用纱布或棉纱口罩替代防尘口罩。

三是职业卫生管理制度不健全、职业健康监护缺失。未建立、健全职业卫生管理制度和操作规程，未对工作场所职业病危害因素进行日常监测和定期检测，未组织从事接触职业病危害作业的人员进行职业健康检查等。

四是职业卫生培训不到位。未对作业人员进行上岗前的职业卫生培训和在岗期间的定期职业卫生培训，作业人员不了解本岗位职业病危害因素的种类、浓度、强度及分布情况、防护措施、注意事项和应急处置措施等知识。

五是作业人员文化程度偏低。尤其是民营、乡镇企业作业人员多数文化程度较低，学习和掌握知识的能力较差，自我保护意识淡薄，并且流动性大，劳动关系不稳定，客观上增加了职业病防治工作的难度。

六是相关方管理松散。多数水泥生产企业将水泥成品包装、装卸等职业病危害严重的作业外包给相关方，相关方往往又采取粗放式管理，只注重产量和效益，职业卫生管理相对薄弱，不为作业人员提供符合国家职业卫生标准的防护用品、不组织职业健康检查成为普遍现象。

为了帮助水泥生产企业主要负责人和职业病危害防治管理人员及广大劳动者学习了解掌握职业病危害防治的基本知识，提高对职业病危害防治工作的认识，增强防范职业病危害的能力，提高职业病危害防治的管理水平，保护广大劳动者的职业健康，我们结合水泥生产企业的实际情况，编写了《水泥生产企业职业病危害防治指南》一书，以便为水泥生产企业的负责人和管理人员及广大劳动者在防治职业病危害时提供帮助。本书共分4章，编写的主要思路是按照人们认知问题逻辑思维关系，从讲解介绍水泥生产企业存在的职业病危害及其可能导致的职业病开始，循序阐述各个生产环节中存在的职业病危害及其技术防控措施，近而讲述水泥生产企业防控职业病危害的管理方法手段，最后介绍职业病危害个体防护用品的选用原则和使用方法。这种编写程序，有利于提高本书的针对性和实用性，使读者在阅读本书过程中提高对职业病危害防治工作认识，增强防控职业病危害的技术能力，提升防控职业病危害的管理水平，掌握防范职业病危害个体防护用品的选用方法，从而达到全面提升水泥生产企业职业病危害防治能力的目的，减少和降低职业病危害的致病风险，遏制和减少职业病危害事故的发生，保障广大劳动者的职业健康权益。

本书第一章题目为水泥生产企业职业病危害及可致的职业病。介绍了水泥生产企业在生产过程中存在的主要职业病危害因素，如：粉尘（石灰石粉尘、水泥粉尘）、化学毒物（一氧化碳、二氧化硫、氮氧化物、酸性腐蚀品和碱性腐蚀品）、物理有害因素（噪声、高温、振动），以及这些职业病危害因素可能导致发生的职业病，如：尘肺病、一氧化碳中毒、二氧化硫中毒、氮氧化物中毒、噪声聋、中暑、手臂振动病。同时介绍主要职业病危害的来源途径、危害原理、中毒表现、职业限值、急救措施等。目的是使读者加深对职业病危害的了解，提高对防治职业病危害重要性的认识，增强主动防治职业病危害的自觉性。

本书第二章题目为水泥生产过程职业病危害及其防治措施。介绍了水泥生产企业在生产过程中不同生产环节存在的职业病危害，如：在生料制备、熟料烧成、水泥粉磨、包装和装车、余热发电、脱硝、处置固体废物等各个生产环节中存在的粉尘、化学毒物、物理有害因素等各类职业病危害，以及这些职业病危害因素的防治措施，如生料制备过程职业病危害及防治措施、熟料烧成过程职业病危害及防治措施、水泥粉磨过程职业病危害及防治措施、水泥包装和装车过程职业病危害及防治措施、余热发电过程职业病危害及防治措施、脱硝过程职业病危害及防治措施、处置固体废物过程职业病危害及防治措施，以及其他生产环节职业病危害及防治措施。目的是使读者了解水泥生产各个环节中存在和产生的职业病危害，掌握对各种职业病危害的防治措施，提高防治不同种类职业病危害的技术能力。

本书第三章题目为水泥生产企业职业病危害防治管理。介绍了水泥生产企业做好职业病危害防治在管理方面应当采取的措施和办法，从职业卫生管理基本要求、建设项目职业病危害防护设施管理、职业病危害告知与警示标识、职业病危害个体防护用品管理、职业健康监护管理、职业卫生其他管理工作6个方面，对职业病危害防治管理工作提出了系统性规范性要求，目的是使读者全面了解水泥生产企业职业病危害防治的各项管理工作，掌握管理工作主要内容和基本要求以及方法手段，提高职业卫生管理能力，提升水泥生产企业职业病危害防治管理水平。

本书第四章题目为职业病危害个体防护用品及其选用。针对水泥生产企业职业病危害的防护特点，从呼吸防护用品及其选用、听力防护用品及其选用、高温防护用品及其选用、腐蚀性化学品防护用品及其选用，以及其他类防护用品及其选用五个方面，系统地介绍了各类职业病危害个体防护用品的基本功能和选用原则，并结合水泥生产企业实际，对防尘口罩过滤元件级别、适用的防尘范围做了详细说明；对防毒过滤元件分类和标色、防护气体类型、使用场所也做了详细说明。目的是使读者通过对职业病危害个体防护用品的全面了解，掌握水泥生产企业选用职业病危害个体防护用品的基本原则和正确方法，为正确配备、合理使用个体防护用品奠定基础，提高职业病危害个体防护用品选用水平，保证防护用品的防护效果，进而达到保障劳动者职业健康权益的目的。

针对相当多的水泥生产企业，特别是大量的中小企业不了解《中华人民共和国职业病防治法职业病防治法》（简称《职业病防治法》）的实际情况，本书最后附加了《中华人民共和国职业病防治法》全文，以利于企业负责人和管理人员及广大劳动者学习了解掌握使用。同时，对与职业病防治有关的其他法规、规章、规范性文件、相关国家标准、职业卫生标准、行业标准，用附录的形式进行列举，以便为读者查阅提供方便；并将常用的职业病危害警示标识和常规设置地点以列举的形式做了附加说明，以方便相关企业的使用。

本书既可作为水泥生产企业负责人员、职业卫生管理人员、劳动岗位作业人员，以及职业卫生监督管理部门监管人员的学习用书，也可作为水泥生产企业对从业人员进行职业卫生培训的教学用书。

由于编者水平有限，书中难免存在错误、疏漏和不足之处，敬请各位读者和同仁提出宝贵意见。

编　者

2019 年 3 月

目　　　　录

第一章　水泥生产企业职业病危害及其可导致的职业病

本章主要介绍水泥企业在生产过程中存在的主要职业病危害,以及这些职业病危害对劳动者可能造成的职业伤害,以此引起广大读者对水泥生产企业职业病危害的重视,提高防范职业病危害的意识。水泥企业生产过程主要存在有矿物粉尘(如石灰石粉尘、矽尘、水泥粉尘)、化学毒物(如一氧化碳、二氧化硫、氮氧化物、酸性腐蚀品和碱性腐蚀品)、物理有害因素(如噪声、振动和高温)等职业病危害因素,长期接触这些职业病危害因素,很有可能导致作业人员罹患尘肺病、化学毒物中毒、职业性耳聋、手臂振动病等职业性疾病。本章共分三节,第一节主要介绍粉尘危害及其可导致的职业病,第二节主要介绍化学有害因素及其可导致的职业病,第三节主要介绍物理有害因素及其可导致的职业病。

职业病危害,是指对从事职业活动的劳动者可能导致职业病的各种危害。职业病危害因素包括:职业活动中存在的各种有害的化学、物理、生物因素以及在作业过程中产生的其他职业有害因素。

第一节　粉尘危害及其可导致的职业病

本节主要介绍水泥生产粉尘的来源、水泥粉尘的危害,水泥尘肺的临床表现与治疗、水泥生产粉尘的接触限值以及现场监测等内容。

一、水泥生产粉尘的来源

粉尘是指悬浮在空气中的固体微粒。在生产过程中形成的，并能长时间悬浮在空气中的固体颗粒，称为生产性粉尘。国际标准化组织规定，粒径小于 75 μm 的固体悬浮物定义为粉尘。

水泥粉尘来源于水泥生产过程中的破碎、配料、均化、煅烧、粉磨、包装、运输等各个环节，包括石灰石粉尘、矽尘、石膏粉尘、煤尘、水泥粉尘等，其中含游离 SiO_2、Ca、Al、Fe、Mg 等元素，是污染作业环境、损害人体健康的主要职业病危害因素。

二、水泥粉尘的危害

粉尘对人的身体健康都是有害的，特别是对呼吸系统的伤害尤其严重。

（一）粉尘对身体的损害

作业人员长期吸入粉尘后，会对身体健康产生极为不利的影响，甚至导致尘肺病的发生，一旦发生尘肺，则肺部的纤维化将不可逆转，会对身体造成终生伤害，因此必须予以高度重视。粉尘也会引发呼吸系统炎症，当粉尘作为异物进入人体后，人体具有的本能的排异反应，在粉尘沉积的部位会聚集大量的巨噬细胞，导致炎性反应，引起粉尘性支气管炎、肺炎、鼻炎和支气管哮喘等疾病；皮肤长期接触粉尘也可引起粉刺、毛囊炎、脓皮病等。

某些粉尘含有人类致癌物，含有这些物质的粉尘可以引起呼吸或者其他系统肿瘤。比如，1997 年国际癌症研究中心（IARC）的专题研究小组通过总结当时已发表的游离二氧化硅粉尘研究成果，认为可以将游离二氧化硅确定为人类肯定的致癌物。

（二）粉尘进入人体的途径

粉尘可以通过呼吸道、皮肤进入人体，其中以呼吸道为主要途径。

1. 通过呼吸道进入

被人体吸入呼吸道的粉尘，通过撞击、重力沉积、弥散、静电沉积、截留而沉降在呼吸道，也有极少部分进入肺泡区。粉尘在呼吸道的沉积可分为三个区域：上呼吸道区（包括鼻、口、咽喉），气管、支气管区和肺泡区（无纤毛的细支气管及肺泡）。一般认为，10 μm 以上的粉尘大部分沉积在鼻咽部，10 μm 以下的粉尘可进入呼吸道深处，而在肺泡内沉积的粉尘大部分在 5 μm 以下，尤其是 2 μm 左右的粉尘。

2. 通过皮肤进入

通常粉尘很难通过皮肤进入人体，但是在皮肤发生破损或某些尖锐的粉尘损伤皮肤后，粉尘也可以进入。

（三）尘肺病的发病特点

尘肺病是指由于在生产环境中长期吸入生产性粉尘而引起的以肺组织纤维化为主的疾病。据统计，尘肺病约占我国职业病总人数的 90% 。尘肺病的发生和发展与从事接触粉尘作业的工龄、粉尘的种类、浓度、防护措施以及个体差异等有关。根据各省、市职业病防治机构多年研究的数据表明，水泥生产企业作业人员长期接触不同工艺阶段的生产性粉尘均可导致尘肺病的发生，但以水泥尘肺为主。水泥尘肺属于硅酸盐尘肺，是长期吸入水泥粉尘而导致肺组织弥漫性纤维化的一种疾病。水泥尘肺的发病时间一般在 8 ~ 34 年，患者接触粉尘时间一般在 20 年以上。

尘肺病主要分为：壹期尘肺、贰期尘肺、叁期尘肺和叁期尘肺合并肺结核 4 种类型，如图 1 - 1、图 1 - 2、图 1 - 3、图 1 - 4 所示。

三、水泥尘肺的临床表现与治疗

根据水泥生产企业产生的粉尘特性，在此主要对水泥尘肺病的相关知

图 1-1　壹期尘肺　　　　　　图 1-2　贰期尘肺

图 1-3　叁期尘肺　　　　图 1-4　叁期尘肺合并肺结核

识进行介绍。

（一）水泥尘肺的临床表现

水泥尘肺的病情进展缓慢，主要以呼吸系统症状为主，临床表现为呼吸困难、咳嗽、咳痰、胸痛等。

①呼吸困难：早期仅出现轻微气短，随着肺组织纤维化程度的加重，

有效呼吸面积的减少及通气、血流比例的失调，呼吸困难逐渐加剧；②咳嗽：早期咳嗽一般不明显，多为间歇性干咳，晚期病人常易并发肺部感染，使咳嗽明显加重；③咳痰：是由于呼吸系统对粉尘的清除导致分泌物增加所致，一般痰量不多，多为黏液痰。如并发慢性支气管炎及肺内感染，痰量明显增多且不易咳出；④胸痛：原因是胸膜纤维化及胸膜增厚的牵扯作用，胸痛的部位不一且常有变化，多为局限性。

（二）水泥尘肺的治疗

目前，水泥尘肺与其他类型尘肺病均无特效治疗药物。克矽平、磷酸羟基哌喹等药物（抗纤维化治疗）可以在一定程度上减轻症状、延缓病情进展，但长期效果有待观察。寻求安全、有效的尘肺病治疗方法是当今职业病防治的重要课题。

近年来，国内部分省市职业病防治机构采用针灸、中药联合呼吸功能训练和有氧训练的综合疗法治疗尘肺病取得了一定效果。

另外，在治疗原发病的基础上还需要积极预防和治疗肺结核、肺内感染等并发症，及时将患者调离粉尘作业岗位，以控制病情进展，延长病人寿命，提高病人生活质量。

大容量全肺灌洗术是目前治疗尘肺病的一种探索性技术，如图 1－5 所示。该技术可以直接清除长期滞留于尘肺病患者细支气管和肺泡腔内的粉尘以及能分泌多种成纤维细胞生长因子的巨噬细胞，以减轻和延缓肺纤维化的进展，改善呼吸功能。但由于全肺灌洗术操作条件严格，技术要求高，而且还存在操作禁忌人群，故该方法目前只有少数职业病医院开展。

四、粉尘的职业接触限值

职业接触限值，是指在职业活动过程中长期反复接触，对绝大多数接触者的健康不引起有害作用的容许接触水平，是职业性有害因素的接触限

图 1-5　全肺灌洗术治疗

制量值。《工作场所有害因素职业接触限值　第 1 部分：化学有害因素》（GBZ 2.1—2007）规定了粉尘的职业接触限值，包括时间加权平均容许浓度（PC－TWA）和超限倍数。

（一）粉尘分类

粉尘分类方式方法很多，本书主要介绍工作场所有害因素职业接触限值中经常用到的分类方法，即将粉尘分为总粉尘和呼吸性粉尘。

1. 总粉尘

总粉尘是指可进入整个呼吸道（鼻、咽和喉、胸腔支气管、细支气管和肺泡）的粉尘，简称"总尘"，技术上采用总粉尘采样器按标准方法在呼吸带（距离人的鼻孔 30 cm 所包含的空气带）测得的所有粉尘。

2. 呼吸性粉尘

呼吸性粉尘是指能够到达呼吸道深部和肺泡区，并进入气体交换区域的粉尘，简称"呼尘"，也就是按照呼吸性粉尘标准测定方法所采集的可进入肺泡的粉尘粒子。其空气动力学直径均在 7.07 μm 以下，空气动力学直径 5 μm 粉尘粒子的采样效率为 50%。

（二）粉尘浓度

1. 时间加权平均浓度（TWA）

时间加权平均值（Time Weighted Average，TWA）或称时量平均浓度，简称 TWA。

TWA 是作业场所空气中有害物质 8 h 时间加权平均浓度，是一个实际测量值。时间加权平均浓度值是评价工作场所环境卫生状况和作业人员实际接触水平的主要参数。

TWA 的计算方法：在 8 h 内，定时取数，然后求平均值，考虑到结果的有效性和实用性，规定采样间隔的时间不大于 15 min，然后所有的结果相加平均即作为 8 h TWA 值。

时间加权平均浓度（TWA），是根据《工作场所空气中粉尘测定　第 1 部分：总粉尘浓度》（GBZ/T 192.1—2007）和《工作场所空气中粉尘测定　第 2 部分：呼吸性粉尘浓度》（GBZ/T 192.2—2007）等职业卫生标准进行测定的。

定点检测是测定时间加权平均浓度（TWA）的一种常用方法，要求采集一个工作日内某一工作地点，各时段的样品，按各时段的持续接触时间与其相应浓度乘积之和除以 8，得出 8 h 工作日的时间加权平均浓度（TWA）。定点检测除了反映个体接触水平，也适用评价工作场所环境的卫生状况。定点检测可按式（1-1）计算出时间加权平均浓度：

$$C_{\text{TWA}} = (C_1 T_1 + C_2 T_2 + \cdots + C_n T_n)/8 \qquad (1-1)$$

式中　　　C_{TWA}——8 h 工作日接触有害因素的时间加权平均浓度，

　　　　　　　　mg/m^3；

　　　　　8——每个工作日的工作时间，h，工作时间不足 8 h

　　　　　　　　者，仍以 8 h 计；

$C_1, C_2, \cdots, C_n$——$T_1, T_2, \cdots, T_n$ 时间段接触的相应浓度；

$T_1, T_2, \cdots, T_n$——$C_1, C_2, \cdots, C_n$ 浓度下相应的持续接触时间。

2. 时间加权平均容许浓度（PC - TWA）

时间加权平均容许浓度（Permissible Concentration - Time Weighted Average，PC - TWA）是以时间为权数规定的 8 h 工作日、40 h 工作周的平均容许接触浓度，简称 PC - TWA，是职业接触限值指标。水泥生产企业工作场所空气中粉尘容许浓度（PC - TWA）见表 1 - 1。

表 1 - 1　水泥生产企业工作场所空气中生产性粉尘容许接触浓度

名　　称		时间加权平均容许浓度/(mg·m⁻³)		备注
		总尘	呼尘	
石灰石粉尘		8	4	
石膏粉尘		8	4	
煤尘（游离 SiO_2 含量＜10%）		4	2.5	
水泥粉尘（游离 SiO_2 含量＜10%）		4	1.5	
岩棉粉尘		3		
砂轮磨尘		8		
矽尘	10%≤游离 SiO_2 含量≤50%	1	0.7	G1（结晶型）
	50%＜游离 SiO_2 含量≤80%	0.7	0.3	
	游离 SiO_2 含量＞80%	0.5	0.2	
电焊烟尘		4	—	G2B
其他粉尘ª		8	—	

注：表中列出的各种粉尘，凡游离 SiO_2 含量高于 10% 者，均按照矽尘容许浓度对待。G1：确认人类致癌物。G2B：可疑人类致癌物。a：指游离 SiO_2 含量低于 10%，不含石棉和有毒物质，而尚未制定容许浓度的粉尘。

[例1] 从表 1 - 1 得知，水泥粉尘时间加权平均容许浓度为 4 mg/m³（总尘）。某企业水泥粉磨车间 3 个采样点水泥总尘浓度以及作业人员接

触时间为 7.5 mg/m³，接触 3 h；2 mg/m³，接触 2 h；3.5 mg/m³，接触 3 h。代入式（1-1），$C_{TWA} = (7.5 \times 3 + 2 \times 2 + 3.5 \times 3) \div 8 = 4.625$ mg/m³，此结果 >4 mg/m³，超过水泥粉尘总尘的 PC - TWA。

（三）超限倍数

超限倍数是对未制定短时间接触容许浓度（PC - STEL）的化学有害因素，在符合 8 h 时间加权平均容许浓度的情况下，任何一次短时间（15 min）接触的浓度均不应超过 PC - TWA 的倍数值。短时间接触容许浓度（PC - STEL）是在遵守 PC - TWA 前提下容许短时间（15 min）接触的浓度。

《工作场所有害因素职业接触限值 第 1 部分：化学有害因素》（GBZ 2.1—2007）中对生产性粉尘尚未制定 PC - STEL，但即使其 8 h TWA 没有超过 PC - TWA，也应控制其波动上限。因此，可采用超限倍数控制其短时间接触水平的过高波动。

在符合 PC - TWA 的前提下，粉尘的超限倍数是 PC - TWA 的 2 倍。

[例 2] 煤尘的 PC - TWA 为 4 mg/m³（总尘）和 2.5 mg/m³（呼尘），其超限倍数为 2。测得总尘和呼尘的短时间（15 min）接触浓度分别为 8 mg/m³ 和 5 mg/m³。分别是相应 PC - TWA 的 2 倍，均 ≤2 倍的 PC - TWA，符合超限倍数要求。

五、粉尘的现场监测

现场监测的目的是掌握工作场所中粉尘的性质、浓度及其在时间和空间上的分布情况，为粉尘的危害定性、定量评价以及采取防护措施提供科学依据。

（一）粉尘的采样

粉尘的采样包括定点采样和个体采样。采样点是指根据监测工作需要和工作场所状况，所选定的具有代表性的空气样品采集地点。定点采样是指将空气收集器放置在采样点作业人员的呼吸带附近进行采样。个体采样是指将空气收集器佩戴在采样对象的前胸上部，其进气口尽量接近呼吸带所进行的采样。

1. 定点采样

采样点的选择，决定了能否准确监测到作业人员实际接触粉尘的浓度情况，是准确评价现场达标与否的重要步骤。采样点的选择要具有代表性，应当包括粉尘浓度最高、作业人员接触时间最长的地点。在不影响操作的情况下，采样点应当尽可能靠近作业人员；空气收集器应尽量接近作业人员工作时的呼吸带。采样点应设在工作地点的下风向，远离排气口和可能产生涡流的地点。

考虑粉尘发生源在空间和时间上的扩散规律，以及作业人员接触粉尘情况的代表性，采样点应根据工艺流程和作业方法确定。水泥生产企业粉尘监测主要地点见表1-2。

表1-2 粉尘监测主要地点

监 测 地 点	监 测 地 点
石灰石破碎机房	原煤破碎机房
石灰石预均化堆场	煤磨机房
石灰石堆取料机操作室	原煤输送皮带
石灰石输送皮带	熟料散装口
原料配料站	水泥磨配料站
生料磨	水泥磨房
窑头、窑尾平台	选粉机
原煤破碎机房	水泥包装机
原煤预均化堆场	水泥散装口
原煤堆取料机操作室	水泥装车栈台

存在粉尘的工作地点，至少应设置 1 个采样点。工作场所内有多台同类生产设备时，1～3 台设置 1 个采样点；4～10 台设置 2 个采样点；10 台以上，至少设置 3 个采样点。

2. 个体采样

采样对象是接触和可能接触粉尘的作业人员，必须包括不同工作岗位的、接触粉尘浓度最高和接触时间最长的人员。

（二）采样时段和监测频率

采样时段是指在一个监测周期（如工作日、周或年）中，选定的采样时刻。采样时段应选择在粉尘浓度最高的月份、最高的时段采样。一般粉尘监测应每月一次，如果生产是连续的，粉尘浓度保持稳定，在任何一天监测均可；如果生产是间断的，应选择粉尘浓度最高的工作日进行检测。

（三）采样时间

采样时间指每次采样从开始到结束所持续的时间。短时间采样指采样时间一般不超过 15 min 的采样。长时间采样指采样时间一般在 1 h 以上的采样。粉尘监测最好是监测整个工作班，如果不可行，可以在整个工作班里进行分段采样，每次最好持续 1 h 以上。

（四）粉尘监测项目

依据粉尘的特性和危害性特点，目前企业工作场所粉尘测定主要是粉尘的浓度测定、分散度测定和游离二氧化硅含量测定。

1. 粉尘浓度测定

粉尘浓度是反映工作场所粉尘危害的主要指标，是判断工作场所是否达标的主要参数。粉尘浓度测定分为总粉尘和呼吸性粉尘两类。

1）总粉尘浓度测定

总粉尘测定的仪器、样品的采集、样品的运输和保存、样品的称量等要求，按照国家职业卫生标准《工作场所空气中粉尘测定　第 1 部分：总粉尘浓度》（GBZ/T 192.1—2007）的规定执行。

2）呼吸性粉尘浓度测定

呼吸性粉尘测定的仪器、样品的采集、样品的运输和保存、样品的称量等要求，按照国家职业卫生标准《工作场所空气中粉尘测定　第 2 部分：呼吸性粉尘浓度》（GBZ/T 192.2—2007）的规定执行。

总粉尘和呼吸性粉尘浓度测定的基本方法均为滤膜采样法。具体操作方法：使用符合标准技术条件的采样器抽取一定体积的含尘空气，将粉尘阻留在已知质量的滤膜上，由采样后滤膜的增重和采样空气量求出单位体积空气中粉尘的质量。

总粉尘和呼吸性粉尘的浓度按式（1－2）计算：

$$C = \frac{m_2 - m_1}{V \times t} \times 1000 \qquad\qquad (1-2)$$

式中　　C——空气中总粉尘（或呼吸性粉尘）的浓度数值，mg/m³；

$\qquad$ m_2——采样后的滤膜质量数值，mg；

$\qquad$ m_1——采样前的滤膜质量数值，mg；

$\qquad$ V——采样流量数值，L/min；

$\qquad$ t——采样时间数值，min。

总粉尘和呼吸性粉尘的时间加权平均浓度按式（1－1）计算。

2. 粉尘分散度测定

粉尘分散度是指粉尘的粒度或粉尘粒径的频率分布。粉尘粒子分散度越高，其在空气中飘浮的时间越长，沉降速度越慢，被人体吸入的机会就越多，对人体危害就越大。

粉尘分散度的测定方法为滤膜溶解涂片法和自然沉降收集样品，在显微镜下用目镜测微尺计数不同粒径粒子的数量及其所占百分比。具体操作依据《工作场所空气中粉尘测定　第 3 部分：粉尘分散度》(GBZ/T 192.3—2007) 的规定进行。

3. 粉尘中游离二氧化硅含量测定

粉尘中游离二氧化硅含量是危害人体健康的决定因素，其含量越高，危害越大，因此各国在制定职业卫生标准时都考虑到游离二氧化硅的含量。矿山的页岩、砂岩和石灰石中游离二氧化硅的含量通常在 20% ～ 50%，煤尘中含量一般不超过 5%，水泥粉尘中游离二氧化硅含量较低。

粉尘中游离二氧化硅含量的测定方法依据国家职业卫生标准《工作场所空气中粉尘测定　第 4 部分：游离二氧化硅含量》(GBZ/T 192.4—2007) 的规定进行。

第二节　化学有害因素及其可导致的职业病

本节主要介绍水泥生产企业存在的化学毒物及其可导致的职业病，重点介绍了一氧化碳、二氧化硫、氮氧化物、酸性腐蚀品和碱性腐蚀品的来源、中毒机理、临床表现、接触限值以及急救措施等内容。

水泥生产企业工作场所通常会使用、储存和产生一定数量的化学有害物质，这些物质以气态（气体、蒸汽）、液态（液体、雾）、固态（烟、粉尘）或气溶胶的形式存在，其中粉尘、烟和雾统称为气溶胶。化学有害因素主要经呼吸道吸收进入人体，其次为皮肤，极少数情况也可因误服由消化道进入。人体受化学有害因素作用后，引起一定程度损害而出现的疾病状态甚至死亡现象称为中毒。

《工作场所有害因素职业接触限值　第 1 部分：化学有害因素》(GBZ 2.1—2007) 中规定了化学有害因素的职业接触限值，包括时间加权平均容许浓度、短时间接触容许浓度和最高容许浓度三类。其中时间加权平均容许浓度、短时间接触容许浓度在粉尘一节中已介绍。最高容许浓度（MAC）是指工作地点、在一个工作日内、任何时间有毒化学物质均不应超过的浓度。

本节主要对水泥生产企业存在的一氧化碳、二氧化硫、氮氧化物以及部分腐蚀品的相关内容进行简要介绍。

一、一氧化碳

俗称"煤气"，为无色、无臭、无味、无刺激性的窒息性气体。分子量为 28.01，密度为 0.967 g/L。微溶于水，易溶于氨水。易燃、易爆，与空气混合爆炸极限为 12.5% ~74.2% 。

（一）一氧化碳的来源与中毒原理

煤粉制备系统的煤磨、煤粉仓、煤磨收尘器及回转窑等场所存在一氧化碳，是煤不完全燃烧的产物。

一氧化碳可导致的职业病是一氧化碳中毒。一氧化碳经呼吸道进入血液循环，其中80% ~90% 与血红蛋白发生紧密可逆性结合，形成碳氧血红蛋白，使血红蛋白失去携氧能力，导致低氧血症。一氧化碳不仅能与血液中血红蛋白结合，而且还能与血管外的血红素蛋白结合，从而抑制组织呼吸，造成细胞缺氧窒息。

一氧化碳中毒的发生和进入有限空间作业有着密不可分的关系，并且容易因风险辨识不清、组织施救不利等原因，导致群死群伤的重大事故。

（二）一氧化碳中毒临床表现

一氧化碳中毒依其吸入的浓度和中毒时间的长短分为三种类型。

1. 轻度中毒

中毒时间短，早期出现头痛、头昏、心悸、恶心、四肢无力等症状，甚至出现短暂昏厥。中毒者在脱离中毒环境后，症状可迅速缓解，一般不留后遗症。

2. 中度中毒

中毒时间稍长，除上述症状外，出现浅至中度昏迷，皮肤和黏膜呈现特有的樱桃红色。中毒者经及时抢救可迅速清醒，数天内完全恢复，无明显并发症。

3. 重度中毒

往往发现时间过晚，可出现深昏迷，各种反射消失，大小便失禁，四肢厥冷，血压下降，呼吸急促，会很快死亡。昏迷时间越长，越难痊愈，常留有痴呆、记忆力和理解力减退、肢体瘫痪等后遗症。

（三）一氧化碳职业接触限值

时间加权平均容许浓度（PC‐TWA）：非高原，20 mg/m³。

短时间接触容许浓度（PC‐STEL）：非高原，30 mg/m³。

最高容许浓度（MAC）：海拔 2000～3000 m，20 mg/m³；海拔大于3000 m，15 mg/m³。

（四）一氧化碳中毒急救措施

作业人员发生一氧化碳中毒，应迅速采取以下急救措施：

（1）施救人员在保证自身安全的情况下，迅速将中毒者转移到通风良好、空气新鲜的地方，注意保暖。

（2）松开中毒者衣领，保持呼吸道通畅，如有心跳呼吸骤停，在检查、清理口鼻分泌物后，立即实施心肺复苏。

（3）有条件者立即给予静脉滴注 50% 的葡萄糖、维生素、肌苷等能量合剂，积极预防和减轻脑水肿。

（4）如出现昏迷，迅速将中毒者转送医院就诊，并进行高压氧舱治疗。高压氧舱对一氧化碳中毒患者治疗效果较好，后遗症发病率较低。

二、二氧化硫

常温下为无色有刺激性气味的有毒气体，密度比空气大，易液化，易溶于水，密度为 2.551 g/L。

（一）二氧化硫的来源与中毒原理

回转窑头和窑尾存在二氧化硫，是煤燃烧的产物。

二氧化硫可导致的职业病是二氧化硫中毒。二氧化硫经呼吸道进入人体后，易被湿润的黏膜表面吸收而生成亚硫酸，其中部分氧化为硫酸，故对眼和呼吸道有强烈的刺激作用。

（二）二氧化硫中毒临床表现

轻度中毒时表现为流泪、畏光、咳嗽、鼻咽喉部灼烧样痛、声音嘶哑，甚至呼吸短促、胸闷，有时还伴有恶心、呕吐、上腹痛、头痛等症状。严重中毒时于数小时内发生急性肺水肿，甚至导致死亡。

（三）二氧化硫职业接触限值

时间加权平均容许浓度（PC - TWA）：5 mg/m³。

短时间接触容许浓度（PC - STEL）：10 mg/m³。

（四）二氧化硫中毒急救措施

迅速将中毒患者脱离中毒环境并转移至通风良好处，保持呼吸道通畅，立即进行吸氧及对症处理；用大量清水冲洗眼睛和鼻腔，并用2%的苏打溶液漱口。严重者应速送附近医院就诊。

三、氮氧化物

氮氧化物是氮和氧化合物的总称，包括氧化亚氮、一氧化氮、二氧化氮、三氧化二氮、四氧化二氮和五氧化二氮等。职业环境中接触的是以上几种气体的混合物，称为硝烟（气），其中以一氧化氮和二氧化氮为主。

（一）氮氧化物的来源与中毒原理

回转窑和分解炉存在氮氧化物，是在熟料煅烧的过程中产生。氮氧化物可导致的职业病是氮氧化物中毒。氮氧化物经呼吸道进入人体，毒性作用主要取决于一氧化氮和二氧化氮。一氧化氮可以迅速氧化血红蛋白为高铁血红蛋白，引起高铁血红蛋白血症和中枢神经系统损害。二氧化氮毒性约为一氧化氮的 4~5 倍，可以进入呼吸道深部，与细支气管及肺泡上的水起作用，生成硝酸和亚硝酸，对肺组织产生刺激和腐蚀作用，导致肺水肿。

（二）氮氧化物中毒临床表现

短期内吸入大量氮氧化物气体，会引起以呼吸系统损害为主的全身疾病，可导致化学性气管炎、化学性肺炎及化学性肺水肿。轻度中毒仅有胸闷、咳嗽、咳痰，可伴有头晕、头痛、物理恶心等症状；中度中毒出现胸闷加重，咳嗽加剧、呼吸困难，咳痰或咯血丝痰；重度中毒出现明显呼吸困难、剧烈咳嗽，可导致急性呼吸窘迫综合征。

（三）氮氧化物职业接触限值

时间加权平均容许浓度（PC - TWA）：一氧化氮为 15 mg/m³；二氧化氮为 5 mg/m³。短时间接触容许浓度（PC - STEL）：二氧化氮为 10 mg/m³。

（四）氮氧化物中毒急救措施

施救人员在保证自身安全的情况下，迅速将中毒者转移到通风良好、空气新鲜的地方，立即给予氧气吸入；对接触者观察 24~72 h，注意病情变化并给予适当治疗；早期应用糖皮质激素，积极预防肺水肿。

四、腐蚀品

腐蚀品在《危险化学品名录》分类中属第 8 类，主要包括酸性腐蚀品和碱性腐蚀品。

（一）酸性腐蚀品

化验室、余热发电等部门储存和使用一定量的酸性腐蚀品，主要包括硫酸、盐酸、硝酸和氢氟酸等，对人体皮肤和黏膜有强烈的刺激和腐蚀作用，同时还具有极强的挥发性，挥发出的酸性气体与空气中的水蒸气结合形成酸雾，经呼吸道吸入后可引起喉头水肿、支气管炎、肺水肿。另外，还会使牙齿失去原有光泽，变黄、变软，直至脱落。

硫酸、盐酸、硝酸和氢氟酸可导致的职业病是化学性皮肤灼伤、化学性眼部灼伤和牙酸蚀病。

急救措施：与皮肤接触时，立即脱去被污染的衣物，用大量清水冲洗 $15 \sim 20$ min；与眼睛接触时，应立即提起眼睑，用大量流动清水或生理盐水彻底冲洗至少 15 min；吸入酸性烟雾（或蒸汽）后，应迅速脱离现场转移至空气新鲜处，并保持呼吸道通畅，如有呼吸困难，立即给予输氧。

（二）碱性腐蚀品

化验室、余热发电等部门以及脱硝系统储存和使用一定量的碱性腐蚀品，主要包括氨水、氢氧化钠、氢氧化钾等。其中，脱硝系统储存和使用氨水的量较大，下面就以氨水为例进行介绍。

氨水是氨气的水溶液，呈弱碱性，易挥发，无色透明且具有强烈的刺激性臭味。时间加权平均容许浓度（PC－TWA）：20 mg/m³；短时间接触容许浓度（PC－STEL）：30 mg/m³。挥发产生的氨气能与空气混合形成爆炸性气体。

氨可导致的职业病是氨中毒。氨水对眼及上呼吸道具有明显的刺激和腐蚀作用，低浓度可使眼结膜、鼻咽部、呼吸道黏膜充血水肿，浓度较高时可造成组织溶解坏死，导致严重的眼及呼吸道灼伤、化学性肺炎、中毒性肺水肿，乃至急性呼吸窘迫综合征。

急救措施：皮肤接触，立即用清水冲洗 15～20 min；眼睛接触，立即提起、翻开眼睑，用流动清水或生理盐水冲洗至少 15 min，或用 3% 的硼酸溶液冲洗；呼吸道吸入后，迅速脱离现场至空气新鲜处，保持呼吸道通畅，呼吸困难时给予氧气吸入。

第三节　物理有害因素及其可导致的职业病

本节主要介绍了水泥生产企业存在的物理有害因素及其可致的职业病，重点介绍了噪声、振动和高温等危害因素的来源、危害后果、接触限值、测定方法以及控制措施。

水泥生产企业工作场所存在的物理有害因素主要有噪声、高温、振动、紫外线和电离辐射。

一、噪声危害

从职业卫生角度来讲，噪声是指一切有损听力、有害健康的声音。生产性噪声是指在生产过程中产生的噪声，一般具有强度高、持续暴露时间长等特点。

（一）噪声的来源

生产性噪声来自于运转设备的工件撞击与摩擦、气体压力的变化以及运行中的电磁设备。

（二）噪声的分类

1. 按照声源特点分类

（1）机械性噪声。机械的撞击、摩擦、转动所产生的噪声。如球磨机、破碎机等产生的噪声。

（2）空气动力性噪声。气体压力或体积的突然变化或流体流动所产生的声音。如各种风机、空气压缩机、锅炉排汽放水等产生的噪声。

（3）电磁性噪声。磁场脉动、磁致伸缩、电磁涡流等产生振动辐射出的噪声。如大型电动机、发电机和变压器等产生的噪声。

2. 按照时间特性分类

（1）稳态噪声。在观察时间内，采用声级计"慢挡"动态特性测量时，声级波动＜3 dB（A）的噪声。

（2）非稳态噪声。在观察时间内，采用声级计"慢挡"动态特性测量时，声级波动≥3 dB（A）的噪声。

（3）脉冲噪声。噪声突然爆发又很快消失，持续时间≤0.5 s，间隔时间＞1 s，声压有效值变化≥40 dB（A）的噪声。

噪声测定，通常使用计权声级计来测量声压等级。声压等级单位为分贝，用 dB 表示。计权声级计分为 A、B、C、D 等不同类型，在表示声压等级时分别用 dB（A）、dB（B）、dB（C）、dB（D）表示。A 声级是国际标准化组织（ISO）推荐的，用作噪声卫生学评价的指标。

（三）噪声危害的后果

根据噪声作用于人体系统的不同，可分为听觉系统损害和非听觉系统损害。噪声的危害程度取决于噪声的频率、强度及暴露时间等因素。

1. 听觉系统损害

（1）暂时性听阈位移，是指接触噪声后引起听阈变化，脱离噪声环境后经过一段时间听力可以恢复到原来水平。根据变化程度不同可分为听觉适应和听觉疲劳。听觉适应是指短时间暴露在强噪声环境中，感觉声音刺耳、不适，停止接触后，听觉器官敏感性下降，脱离接触后对外界的声音有"小"或"远"的感觉，听力检查听阈可提高 10～15 dB（A），离开噪声环境 1 min 之内可以恢复。听觉疲劳是指较长时间停留在强烈噪声环境中，引起听力明显下降，离开噪声环境后，听阈提高超过 15～30 dB（A），需数小时甚至数十小时听力才能恢复。

（2）永久性听阈位移，是指噪声引起的不能恢复到正常水平的听阈升高。永久性听阈位移属于不可恢复的改变，具有内耳病理性特征。

（3）职业性噪声聋，是由于长期接触噪声而发生的一种渐进性的感音性听觉损伤，是国家法定职业病。职业性噪声聋是水泥生产企业常见的职业病，发病率与接触噪声的工龄有直接相关关系，见表1-3。实践证明，缩短接触时间可减轻噪声危害，连续接触噪声比间断接触对人体影响更大。

表1-3 接触不同声级、不同工龄工人职业性噪声聋检出率

声级/dB（A）	0～10年/%	10～20年/%	20～30年/%
80	0～1.37	0～2.61	0.18～5.34
85	0～1.39	0.14～3.84	0.14～5.35
90	0～1.20	0.23～3.01	0.55～6.39
95	0.25～3.95	0.95～5.11	3.81～18.93
100	1.08～5.62	5.36～16.18	12.83～30.43

注：数据来源为职业卫生与职业医学（第7版），2013年。

《职业性噪声聋诊断标准》（GBZ 49—2014）将职业性噪声聋分为三种：听力下降26～40 dB（A）为轻度噪声聋、41～55 dB（A）为中度噪声聋、≥56 dB（A）为重度噪声聋。

2. 非听觉系统损害

噪声不仅损害听觉系统，而且对神经系统、心血管系统、内分泌系统、消化系统以及视力、智力都有不同程度的影响。

（四）噪声的职业接触限值

噪声职业接触限值是指几乎所有作业人员反复接触不引起听力或正常语言理解力有害效应的噪声声压级和接触持续时间。生产过程中完全消除

噪声是不可能的，为了给现场噪声治理提供充分的依据，国家职业卫生标准对噪声职业接触限值进行了规定。按照接触时间减半噪声接触限值增加 3 dB(A) 的原则，工作场所噪声等效声级接触限值见表 1-4。

表 1-4 工作场所噪声等效声级接触限值

日接触时间/h	接触限值/dB(A)
8	85
4	88
2	91
1	94
0.5	97

每周工作 5 d，每天工作 8 h，稳态噪声限值为 85 dB(A)，非稳态噪声等效声级的限值为 85 dB(A)；每周工作不是 5 d，需计算 40 h 等效声级，限值为 85 dB(A)。工作场所噪声职业接触限值见表 1-5。

8 h 等效声级（$L_{Ex,8h}$）又称按额定 8 h 工作日规格化的等效连续 A 计权声压级，指将一天实际工作时间内接触的噪声强度等效为工作 8 h 的等效声级。

40 h 等效声级（$L_{Ex,w}$）又称按额定每周工作 40 h 规格化的等效连续 A 计权声压级，指非每周 5 d 工作制的特殊工作场所接触的噪声声级等效为每周工作 40 h 的等效声级。

表 1-5 工作场所噪声职业接触限值

接触时间	接触限值/dB(A)	备 注
5 d/周，= 8 h/d	85	非稳态噪声计算 8 h 等效声级
5 d/周，≠ 8 h/d	85	计算 8 h 等效声级
≠ 5 d/周	85	计算 40 h 等效声级

存在脉冲噪声的工作场所,脉冲次数和噪声声压级峰值不应超过表 1-6 的规定。

表 1-6　脉冲次数和噪声声压级峰值

工作日接触脉冲次数 n/次	声压级峰值/dB(A)
$n \leqslant 100$	140
$100 < n \leqslant 1000$	130
$1000 < n \leqslant 10000$	120

（五）噪声测量

为了对噪声进行正确评价和有效控制,必须对工作场所噪声进行测量和分析。噪声测量执行《工作场所物理因素测量　噪声》(GBZ/T 189.8—2007),该标准规定了工作场所生产性噪声的测量仪器和方法。

（六）噪声危害控制措施

噪声控制就是采用工程技术措施控制噪声源的输出、传播和接收。因此,噪声控制的一般方法包括声源降噪、传播途径控制以及接受者的个体防护。声源降噪即设法减少声源的辐射声功率,可以通过采用低噪声材料、低噪声设备和低噪声工艺等方式来实现。传播途径控制是指在从声音通过的空气或固体传播介质着手降低噪声强度的控制方式,主要包括厂区合理布局、利用屏障阻止噪声传播和绿色降噪 3 种方法;如果上述方法无法有效控制噪声,则需要在噪声传播途径上直接采取吸声、隔声、减振和消声等常用的技术措施进行降噪。在声源和传播途径上无法采取措施或采取的措施不能达到预期效果时,必须使用个体防护用品进行防护,常用的有耳塞、耳罩等,主要是利用护具的隔声性能阻挡噪声传入人耳。

在降噪问题上,对待不同时间、不同地点、不同性质与不同持续时间的噪声,应具体问题具体分析。在一个车间,如果噪声源是一台或少数几台

设备,但作业人员较多, 一般可采用隔声罩, 降噪效果为 10 ~ 30 dB(A);
如果车间里作业人员少, 经济有效的方法是佩戴护听器, 降噪效果为
20 ~ 40 dB(A), 或者设置隔声间;如果车间内噪声源多而分散, 一般可
采取吸声降噪措施, 降噪效果为 3 ~ 15 dB(A)。

二、高温危害

高温作业是指在生产劳动过程中, 工作地点平均 WBGT 指数≥25 ℃
的作业。WBGT 指数又称湿球黑球温度, 是综合评价人体接触作业环境热
负荷的一个基本参量, 单位为℃。

（一）高温的来源

高温主要来自于工作场所某些设备（回转窑、预热器、余热锅炉等）
和太阳的热辐射。

（二）高温作业分类

按其气象条件的特点, 高温作业可分为高温强热辐射作业、高温高湿
作业和夏季露天作业 3 种类型。

（1）高温强热辐射作业。这类的特点是气温高、热辐射强度大, 而
相对湿度较低, 形成干热环境。作业人员在此环境中劳动时会大量出汗,
如通风不良, 则汗液难以蒸发, 就有可能发生蓄热和过热。

（2）高温高湿作业。其特点是高气温, 而热辐射强度不大。

（3）夏季露天作业。这类作业的高温和热辐射主要来源是太阳辐射,
同时还受地表和周围物体二次辐射源的附加热作用。露天作业中的热辐射
强度虽较低, 但其持续时间较长, 如果劳动强度过大, 人体极易因过度蓄
热而中暑。

（三）高温危害的后果

回转窑、预热器、余热锅炉等工作场所环境温度较高, 尤其是在夏季

高温时段，热辐射强度大、相对湿度低，容易形成干热环境。人体在此环境中作业会大量出汗，如果通风不良，有可能出现散热障碍。

1. 人体热平衡的影响

在高温热辐射环境中，人体的产热和受热量持续大于散热量，就容易导致机体热平衡失调、水盐代谢紊乱，严重者可引起中暑。职业性中暑是国家法定职业病。

1）中暑的临床表现

（1）中暑先兆：在高温场所劳动一定时间后，出现头昏、口渴、多汗、心悸、注意力不集中、动作不协调等症状。体温正常或略有升高，一般不超过37.5 ℃。作业人员在脱离高温环境后，短时间内即可恢复正常。

（2）轻症中暑：除中暑先兆的症状加重外，出现面色潮红、大量出汗、脉搏快速等表现，体温升高至38.5 ℃以上。作业人员不能继续工作，多数在休息4~5 h后能恢复。

（3）重症中暑：出现昏迷、痉挛、皮肤干燥无汗，体温升高至40 ℃以上。重症中暑可分为热射病、热痉挛和热衰竭三型，也可出现混合型。

① 热射病亦称中暑性高热，其特点是在高温环境中突然发病，体温高达40 ℃以上，早期大量出汗，继之"无汗"，可伴有皮肤干热及不同程度的意识障碍等。

② 热痉挛主要表现为明显的肌痉挛，伴有收缩痛，多发于四肢肌肉及腹肌等，尤以腓肠肌为著；常呈对称性，时而发作，时而缓解。患者意识清，体温一般正常。

③ 热衰竭起病迅速，主要临床表现为头昏、头痛、多汗、口渴、恶心、呕吐，继而皮肤湿冷、血压下降、心律失常、轻度脱水，体温稍高或正常。

2）中暑急救

（1）中暑先兆：让患者脱离高温环境至阴凉通风处，饮用清凉饮料，并密切观察。

（2）轻症中暑：除迅速脱离高温环境至阴凉通风处以外，还可以在患者额部、太阳穴等处涂抹清凉药物或口服十滴水、藿香正气水等饮剂，如出现血压降低、虚脱等症状，应立即送附近医院就诊。

（3）重症中暑：立即送往附近医院就诊，转送途中可对患者予以物理降温，以蒸发散热。

2. 水盐代谢影响

高温作业会导致人体大量水盐丧失，引起机体水盐代谢紊乱和渗透压失调。当水分丧失达到人体体重的 5% ~ 8% 时，如果未能及时补充，就会出现无力、口渴、尿少、脉搏加快、体温升高等水盐失衡的症状。

（四）高温接触限值

高温对作业人员的危害主要取决于劳动强度和接触时间率。作业人员在一个工作日内实际接触高温作业的累计时间与 8 h 的比率称为接触时间率。接触时间率 100%，体力劳动强度为 Ⅳ 级，WBGT 指数限值为 25 ℃；劳动强度分级每下降一级，WBGT 指数限值增加 1 ~ 2 ℃；接触时间率每减少 25%，WBGT 限值指数增加 1 ~ 2 ℃。工作场所不同体力劳动强度 WBGT 限值见表 1 - 7。

表 1 - 7　不同体力劳动强度 WBGT 限值

接触时间率/%	体力劳动强度/℃			
	Ⅰ	Ⅱ	Ⅲ	Ⅳ
100	30	28	26	25
75	31	29	28	26
50	32	30	29	28
25	33	32	31	30

为便于对高温作业的工作场所进行管理，合理安排作业时间，提高工作效率，不同工作地点温度、不同劳动强度条件下高温作业允许持续接触热时间数值见表1-8。

表1-8 高温作业允许持续接触热时间数值

工作地点温度/℃	轻劳动/min	中等劳动/min	重劳动/min
30~32	80	70	60
>32	70	60	50
>34	60	50	40
>36	50	40	30
>38	40	30	20
>40	30	20	15
>40~44	20	10	10

注：轻劳动为Ⅰ级，中等劳动为Ⅱ级，重劳动为Ⅲ级和Ⅳ级。

表1-7、表1-8中常见的职业体力劳动强度分级见表1-9。

表1-9 常见职业体力劳动强度分级表

强度分级	职 业 描 述
Ⅰ（轻）	坐姿：手工作业或腿的轻度活动（正常情况下，如打字、缝纫、脚踏开关等）；立姿：操作仪器，控制、查看设备，上臂用力为主的装配工作
Ⅱ（中）	手和臂持续动作（如锯木头等）；臂和腿的工作（如卡车、拖拉机或建筑设备等非运输操作等）；臂和躯干的工作（如锻造、风动工具操作、粉刷、间断搬运中等重物、除草、锄田、摘水果和蔬菜等）
Ⅲ（重）	臂和躯干负荷工作（如搬重物、铲、锤锻、锯刨或凿硬木、割草、挖掘等）
Ⅳ（极重）	大强度的挖掘、搬运以及极强活动

（五）高温测量

高温测量执行《工作场所物理因素测量 第 7 部分：高温》（GBZ/T 189.7—2007），该标准规定了工作场所高温作业 WBGT 指数的测量方法。

（六）高温危害控制措施

高温危害的控制应从热源、散热途径和个体防护三个方面进行。合理设计工艺和厂房布局，减少热源和降低热量释放。采用产热低的工艺技术，热源尽量布置在室外，避免热源叠加形成高温环境。采取隔热材料将热源与人员进行隔离，减少散热和热辐射；实现自动化操作或远离热源的远程操作。加强环境自然通风，当自然通风不能将热量全部排出时，应采取局部或全面机械通风来降低作业环境温度。高温作业人员应配备导热系数小、透气性好的浅色工作服，并根据防护需要，穿戴手套、眼镜和面罩等防护用品。另外，还可以配合卫生保健，采取避开高温时段和缩短作业时间等措施。

三、振动危害

振动是一个质点或物体在外力作用下沿直线或弧线围绕平衡位置来回重复的运动。

生产过程中产生的一切振动统称为生产性振动。振动和噪声有着十分密切的联系，当振动频率在 20～2000 Hz 的声频范围内时，振动源也就是噪声源。

（一）振动来源

振动主要来自于工作场所中运转的生产设备和手持工具。

（二）振动分类

按振动作用于人体部位的不同，振动分为手传振动和全身振动。手传振动又称手臂振动或局部振动，指生产中使用振动工具时，直接作用或传递到人手臂的机械振动或冲击。如在机械维修时，使用手持转动工具产生的振动会传递到作业人员手臂上，使手臂产生振动。全身振动是人体足部或臀部接触并通过下肢或躯干传导到全身的振动。

（三）振动危害后果

长期从事手传振动作业，可引起以手部末梢循环和（或）手臂神经功能障碍为主的疾病，并能引起手臂骨关节肌肉的损伤，其典型表现为振动性白指，常见部位是食指、中指和无名指的远端指节，如图1-6所示。国家已将手臂振动病列为法定职业病。

图1-6　振动性白指

全身振动可导致以下肢疲劳、腿部肌肉肿胀等为主要表现的周围神经和血管功能改变，还可以造成腰椎损伤等运动系统损害。目前，全身振动导致的机体功能改变尚未纳入国家法定职业病范畴，下面仅对手传振动的相关内容简要介绍。

（四）手传振动接触限值

《工作场所有害因素职业接触限值　第2部分　物理因素》（GBZ 2.2—2007）中规定了手传振动的接触限值。手传振动4 h等能量频率计权振动加速度限值见表 1 - 10。

表 1 - 10 手传振动职业接触限值

接触时间	等能量频率计权振动加速度/$(m \cdot s^{-2})$
4 h	5

日接振时间是指工作日中使用手持振动工具或接触受振工件的累积接振时间，单位为 h。频率计权振动加速度是按不同频率振动的人体生理效应规律计权后的振动加速度，单位为 m/s^2。4 h 等能量频率计权振动加速度是在日接振时间不足或超过 4 h 时，将其换算为相当于接振 4 h 的频率计权振动加速度值。

（五）手传振动控制措施

作业过程中不可能完全消除和避免振动，但可以通过实行轮换作业制以及使用个体防护用品等措施减少对人体的危害。

四、紫外辐射危害

紫外辐射又称紫外线，是波长范围 100 ~ 400 nm 的电磁波，为不可见光。自然界的主要紫外线光源是太阳。生产环境中，温度达到 1200 ℃以上的辐射光谱中即可出现紫外线，随着温度升高，紫外线的波长变短，强度增大。电焊温度达到 3200 ℃时，紫外线波长可短于 230 nm。

紫外线主要对人体的皮肤和眼睛产生影响。皮肤损害主要是引起红疹、红斑和水疱，严重的可致表皮坏死和剥脱。国家已将电光性皮炎列入法定职业病。眼睛损害主要表现最初为异物感，继之眼部剧痛，怕光、流泪、结膜充血、睫状肌抽搐等症状。其中波长 250 ~ 320 nm 的紫外线最容易被角膜和结膜上皮吸收，导致急性角膜炎、结膜炎，称为电光性眼炎。电光性眼炎在设备维修作业人员中并不少见，常因眼部防护不当引起。国家已将电光性眼炎列入法定职业病。8 h工作场所紫外辐射职业接触限值见表1-11。

表1-11　工作场所紫外辐射职业接触限值

紫外光谱分类	8 h职业接触限值	
	辐照度/(μW·cm^{-2})	照射量/(mJ·cm^{-2})
中波紫外线（280 nm≤λ<315 nm）	0.26	3.7
短波紫外线（100 nm≤λ<280 nm）	0.13	1.8
电焊弧光	0.24	3.5

为防止电焊弧光对眼睛和皮肤造成的损害，电焊工在作业时必须佩戴专用防护面罩、防护眼镜和防护手套。

五、电离辐射危害

电离辐射是能使受作用物质发生电离现象的辐射，即波长<100 nm的电磁辐射。电离辐射具有一定的能量和穿透力，人体受到过量照射可以导致放射性皮肤病、辐射性白内障、放射性肿瘤等各种疾病的发生。另外，电离辐射还能引起生殖细胞的基因突变和染色体畸变，导致新生一代先天畸形和各种遗传性疾病的发生。X线荧光分析仪、物料在线分析仪以及少数企业仍在使用的核子秤等设备都可以产生电离辐射。

电离辐射对人体的照射分为外照射和内照射两种。外照射指使用封闭型辐射源或射线装置进行工作，辐射源位于人体之外的辐射照射。电离辐射外照射防护的基本方法有时间防护、距离防护、屏蔽防护三种。时间防护即减少人体受照射的时间；距离防护即操作人员尽可能远离辐射源；屏蔽防护即在辐射源和作业人员之间设置屏蔽物，以减少照射强度。内照射是指辐射物质通过食道、呼吸道和伤口、皮肤等途径进入人体，使人体受到来自内部的辐射照射称为内照射。内照射防护的基本方法有围封隔离、除污保洁和个人防护等综合性防护措施，防止辐射物质从口腔、呼吸道、伤口和皮肤进入人体内。

第二章 水泥生产过程职业病危害及其防治措施

本章主要是结合水泥生产企业的生产过程，以新型干法水泥生产线为基础，从生料制备、熟料烧成、水泥粉磨、水泥包装和装车、余热发电、脱硝以及处置废物等方面，指出了各生产环节中存在的职业病危害因素，并提出了针对性的防治措施，以期减少职业病危害对作业人员的伤害。本章共分八节，第一节重点介绍了生料制备过程职业病危害及其防治措施，第二节重点介绍了熟料烧成过程职业病危害及其防治措施，第三节重点介绍了水泥粉磨过程职业病危害及其防治措施，第四节重点介绍了水泥包装和装车过程职业病危害及其防治措施，第五节介绍了余热发电过程职业病危害及其防治措施，第六节介绍了脱硝过程职业病危害及其防治措施，第七节介绍了处置固体废物过程职业病危害及其防治措施，第八节介绍了其他生产环节职业病危害及其防治措施。

第一节 生料制备过程职业病危害及其防治措施

本节主要介绍了生料制备过程职业病危害及防治措施，重点介绍了生料制备的工艺流程、各环节所产生的职业病危害因素及其主要控制措施。

一、工艺流程

生料制备就是把石灰石、硅质原料及其他铁质、铝质校正原料按一定比例进行配料，经过粉磨设备粉磨后，调配成成分合适、质量均匀的生料过程。

生料制备的工艺流程主要包括原料破碎、均化及配料，生料粉磨和生料均化三个环节。工艺流程如图2-1所示。

图2-1 生料制备工艺流程图

二、职业病危害因素分布

原料的运输、破碎、预均化、调配、粉磨和输送各环节都能产生粉尘。尤其是石灰石堆料机作业，由于落差较大，扬尘现象较严重。原料的装卸、破碎、粉磨等各环节都可以产生噪声，其中原料立磨的噪声超过85 dB（A）；另外，运行中的各种风机、电机也是噪声源。

生料制备过程中产生的职业病危害因素主要有粉尘和噪声，其分布情况见表2－1。

表2－1　生料制备过程中职业病危害因素分布

职业病危害因素	产生部位（环节）
粉尘	原料堆场（或堆棚）
	石灰石、页岩等原料卸料及破碎
	堆、取料机作业
	原料调配、输送
	原料粉磨
噪声	石灰石等原料卸料
	石灰石、页岩等原料破碎
	石灰石等原料下料口
	运行中的大型电机
	袋式收尘器脉冲阀
	原料粉磨
	运行中的大型风机

三、职业病危害因素控制

针对生料制备过程中产生的职业病危害因素，主要采取以下控制措施。

（一）粉尘危害的控制

（1）采取封闭、半封闭堆棚储存各种原料，对临时露天存放的物料应加盖苫布或采取其他防尘措施。

（2）石灰石等物料破碎时，应采取袋式收尘器收尘。

（3）在破碎机进料口和石灰石上料皮带等部位增设喷水装置，合理调整出水量，对石灰石喷洒水雾，减少在破碎和输送过程中产生粉尘，如图 2-2、图 2-3 所示。本方法在北方地区使用时应考虑冬季气温情况，防止输水管和喷水口结冰冻实而不能使用。

图 2-2　石灰石进料口喷水装置

（4）原料库底配料下料口应安装吸尘罩，采用袋式收尘器净化处理。

（5）对输送原料的带式输送设备进行密封，如封闭入磨混合皮带，并通过设计来降低原料在转载过程中的落差，在落差处采用管道负压集尘器，如图 2-4 所示。

图 2-3　喷水装置　　　　　　　图 2-4　密闭入磨混合皮带

（6）原料磨的收尘应使用袋式收尘，其磨尾含尘气体温度接近露点温度时，应采取有效的防结露措施。

（7）对窑尾排风机、各类收尘风机的运行情况及收尘管道的密封状态进行经常性检查、维护和保养，确保收尘系统保持稳定负压状态。

（二）噪声危害的控制措施

（1）采用技术革新从声源上进行控制，如采用立式生料磨、辊压机替代生料球磨机，噪声能降低大约 15～30 dB（A），如图 2－5 所示。

图 2－5　生料辊压机

（2）将破碎机安装在封闭式或半封闭式厂房内，厂房内部墙面安装吸声材料，噪声可以降低大约 10～20 dB（A）；对破碎机及生料粉磨设备的基础进行加固或加装减振装置，可以降低大约 10～20 dB（A）的噪声。

（3）员工值班室和操作室尽量远离噪声设备，如远离破碎机、生料磨等设备，并对其进行隔声、吸声处理。

（4）对配料站原料下料口等产生噪声的部位，采取封闭、隔声处理，降低噪声强度，如图 2－6 所示。

图 2-6　原料下料口安装隔声板

（5）合理调整巡检路线，缩短作业人员在破碎机、生料磨等高噪声区域的停留时间。

（6）在生料粉磨设备附近安装监控设备，减少巡检人员接触噪声的频率和时间。

第二节　熟料烧成过程职业病危害及其防治措施

本节主要介绍熟料烧成过程职业病危害及防治措施，重点介绍了熟料烧成的工艺流程、各环节所产生的职业病危害因素及其主要控制措施。

一、工艺流程

熟料烧成是水泥生料在预热器、分解炉内进行预热分解，然后在回转窑内高温煅烧，经过一系列物理、化学变化而转变为水泥熟料的过程。

熟料烧成的工艺流程主要包括煤粉制备、生料预热分解、熟料煅烧、熟料冷却破碎及入库、熟料出厂五个环节，工艺流程如图2-7所示。

图2-7　熟料烧成工艺流程图

二、职业病危害因素分布

熟料煅烧是水泥生产工艺中最重要的一道工序，包括燃料燃烧、热量传递和物料运输等复杂的过程，职业病危害因素的分布和种类也相对多样化。

熟料煅烧需要大量的燃煤供给。原煤卸车、破碎、预均化、输送及粉磨都会产生大量煤尘。其他粉尘主要产生于生料入窑、喂料、熟料输送和熟料散装等环节；尤其是熟料散装，常因收尘效果不好、司机接受指令错误等原因导致大量粉尘逸散。

罗茨风机、箅冷机风机等各类风机和原煤粉磨设备均是强噪声源，其中原煤球磨机产生噪声强度可达 104.5 dB(A)，如图 2 – 8 所示。箅冷机风机噪声强度可达 110 dB(A)，对人体听觉系统可造成较大损害。

图 2 – 8　原煤球磨机

熟料煅烧过程中，为了使生料能充分反应，窑内烧成温度要达到 1450 ℃，回转窑巡检平台的热辐射温度也达到 300 ~ 350 ℃。因此，高温产生于生料预分解、熟料煅烧以及冷却等多个工艺环节。

回转窑是一个密闭、高温、负压、通风的系统，在正常运行状态下，熟料煅烧过程中产生的一氧化碳、二氧化硫及氮氧化物等化学物质基本都随废气高空无害化排放，对作业人员危害较小。但是，如果在风机跳停、回转窑系统正压等异常工况下，有可能导致工作场所局部化学有害物质浓度超标。

熟料烧成过程中产生的职业病危害因素主要有粉尘、噪声、高温、氮氧化物、二氧化硫、一氧化碳等，其分布情况见表 2 – 2。

表 2-2　熟料烧成主要职业病危害因素分布

职业病危害因素	产生部位（环节）
粉尘	*原煤堆场卸车
	*原煤破碎
	*原煤堆取料机作业
	*原煤输送皮带及各皮带转载点
	*原煤粉磨、选粉
	生料入窑和喂料
	熟料破碎、输送、入库
	熟料散装
噪声	原煤破碎
	原煤粉磨（球磨机产生噪声更大）
	罗茨风机、冷却风机等运行中的风机
	熟料破碎以及输送
	运行中的电机
	袋式收尘器脉冲阀
高温	预分解系统、回转窑、篦冷机、熟料地坑等
氮氧化物、一氧化碳、二氧化硫等	窑头和窑尾
一氧化碳	煤粉制备系统、窑头和窑尾

注：*表示产生煤尘的部位（环节）。

三、职业病危害因素控制

针对熟料煅烧过程中产生的职业病危害因素，主要采取以下措施进行控制。

（一）粉尘危害的控制措施

（1）原煤破碎可采取喷洒水雾的方法，防止煤尘逸散。

（2）对原煤输送皮带进行封闭，并降低皮带转载点的落差，减少输送过程中的煤尘逸散。

（3）煤磨系统的收尘应采用煤磨专用袋式收尘器或电收尘器，磨前喂料装置应有防尘措施，磨尾卸料口和收尘器出灰口，应装锁风装置。

（4）对煤磨及煤粉输送管道进行经常性的检修维护，确保其密闭状态完好。

（5）严格控制各项工艺指标，建立稳定的热工制度，保证窑的煅烧状态连续、平稳，风量波动小。

（6）回转窑系统应密闭，旋转部分与固定装置的连接处，如筒体与窑头、窑尾与烟室等的密封措施应定期检查、维修，发现漏风、漏料应及时处理。

（7）篦式冷却机废气应经过电收尘器或袋式收尘器净化后排放。

（8）熟料库底配料下料口应安装吸尘罩，采用袋式收尘器净化处理。

（9）熟料散装处安装密封式散装房，两端开口，通过电动帆布帘实现开启和关闭，房顶加装袋式收尘器，可以有效控制装车时粉尘逸散，如图2-9所示。

图2-9 密封式散装房

（10）加强对各类风机、收尘器及管道的检查、维护和保养，保证其正常状态运行。

（二）噪声危害的控制措施

（1）将煤破碎、煤球磨机安装在封闭或半封闭厂房内，厂房内部墙面安装吸声材料，噪声可降低 15 ~ 30 dB（A）。

（2）在罗茨风机房内部墙面安装吸声材料，如图 2 – 10、图 2 – 11 所示。

图 2 – 10　机房内墙装设吸声板　　　图 2 – 11　机房内墙装设石棉

（3）罗茨风机、冷却风机等设备加装消音装置，如图 2 – 12、图 2 – 13 所示。

图 2 – 12　罗茨风机进口加装消声器　　图 2 – 13　冷却风机进口加装消声器

（4）原煤球磨机可使用带有阻尼效果的耐磨衬板，用隔声涂料在磨机筒体外喷涂隔声层或用吸声材料进行筒体包扎，噪声可降低 15 ~ 30 dB(A) 。

（5）煤粉制备采用立式生料磨替代生料球磨机，噪声可降低 15 ~ 30 dB(A) 。

（6）窑头、窑尾排风机及高温风机出口安装内置石棉板等吸音材料的隔音箱，还可在风机壳体喷涂吸声材料，基础装配减震装置，如图 2 – 14 所示。

图 2 – 14　风机出口安装隔音箱

（7）电机安装在封闭隔声区域，并安装隔声罩或喷涂隔声涂层；提高电机装配精度，降低机械噪声。

（8）值班室、操作室设置尽量远离高噪声区域，并进行隔声、吸声处理。

（9）合理制定作业人员巡检路线，缩短在高噪声区域的停留时间。

（三）高温危害的控制措施

（1）对回转窑等高温设备实现集中监控，改进生产设备操作方法，实现自动化作业，使作业人员远离热源。

（2）对生产区厂房采用开放或半开放式设计，利用自然通风防止热能蓄积。

（3）对预热器等高温设备及其连接的高温废气管道装设隔热保温材料，减少设备散热。

（4）在窑尾收尘器气体进口处设置温度监测装置。

（5）利用各种风机对高温设备及物料进行降温。

（6）夏季持续高温时间段，合理制定作业人员的巡检路线，减少在预热器、回转窑等高温设备附近的停留时间。

（7）作业地点温度高于 37 ℃时，可使用移动风扇对局部进行降温，并采取提供防暑降温药品及冷饮等综合防暑措施。

（四）化学毒物危害的控制措施

（1）合理调整煤磨进、出口气体温度，防止在煤粉储存及输送过程中积聚和自燃产生一氧化碳。工作场所加强通风，进入危险工作场所，应佩戴防毒面具。

（2）在窑尾收尘器、煤磨收尘器气体进口处以及煤粉仓设置一氧化碳监测报警装置。

（3）加强对设备及管道的日常维护和管理，保证密闭性良好，出现磨损、破损情况及时处理，减少有毒化学物质向空气中逸散。

（4）窑尾废气、窑头熟料冷却废气经收尘系统后进行高空排放。

（5）采用脱硝技术减少窑尾烟气中氮氧化物的排放，对废气中的氮氧化物、二氧化硫等有毒化学物质进行在线监测，并通过反馈参数及时调整。

（6）工作场所加强通风，进入有限空间作业，应进行气体检测并佩戴个体职业病危害防护用品。

第三节　水泥粉磨过程职业病危害及其防治措施

本节主要介绍水泥粉磨过程职业病危害及防治措施，重点介绍了水泥粉磨的工艺流程、各环节所产生的职业病危害因素及其主要控制措施。

一、工艺流程

水泥粉磨是熟料添加适量缓凝剂和部分混合材料，经粉磨设备磨细成为水泥成品的过程。

水泥粉磨的工艺流程主要包括配料及输送、水泥粉磨及储存、水泥散装出厂、水泥袋装出厂四个环节。水泥粉磨工艺流程如图 2-15 所示。

图 2-15　水泥粉磨工艺流程图

二、职业病危害因素分布

水泥添加剂的运输和破碎、水泥粉磨和水泥成品的输送、包装、散装等环节均可产生大量粉尘。由于水泥包装、装车岗位粉尘浓度超标是各企业普遍存在的问题，也是职业卫生管理工作的难点，因此，在第四节单独进行介绍。

水泥磨和水泥库底罗茨风机是强噪声源，运行中的水泥磨噪声强度可达 115 dB（A），目前从工艺和设备方面降低水泥磨的噪声还有一定难度。

水泥粉磨过程中产生的职业病危害因素主要有粉尘、噪声，其分布情况见表 2 – 3。

表 2 – 3　水泥粉磨工序主要职业病危害因素分布

职业病危害因素	存在部位（或环节）
粉尘	水泥添加剂的运输、破碎
	熟料输送
	水泥配料
	水泥粉磨、选粉
	水泥成品入库
	水泥成品散装
	水泥成品包装和装卸
噪声	水泥粉磨、选粉
	罗茨风机等运行中的风机
	袋式收尘器脉冲阀

三、职业病危害因素控制

针对水泥粉磨工序中产生的职业病危害因素，主要采取以下措施进行控制。

47

（一）粉尘危害的控制措施

（1）输送熟料、添加剂等物料的带式输送设备可采用全封闭密闭罩，适当设置吸风口；也可在物料转运处及下料口设置局部密闭罩，进行排风收尘。

（2）在入库斗式提升机一端或两端分别设置吸风口，排风收尘。

（3）水泥磨的收尘应使用袋式收尘。其磨尾含尘气体温度接近露点温度时，应采取有效的防结露措施。

（4）对各类收尘风机的运行情况及收尘管道的密封状态进行经常性检查、维护和保养，确保收尘系统保持稳定负压状态。

（二）噪声危害的控制措施

（1）水泥库底罗茨风机产生的噪声，可以通过加装消音器来消减。

（2）水泥粉磨设备产生的噪声，可以在水泥磨厂房大门内侧加装吸声、隔声材料来降低噪声强度，如图2–16所示。

图2–16 磨房门内侧加装吸声材料

（3）值班室、操作室设置尽量远离高噪声区域，并进行隔声、吸声处理。

（4）合理制定作业人员巡检路线，缩短在高噪声区域的停留时间。

第四节　水泥包装和装车过程粉尘
危害及其防治措施

本节主要介绍水泥成品包装和人工装车过程职业病危害及防治措施，重点介绍了水泥包装和人工装车过程中存在的主要问题、水泥包装岗位粉尘危害控制措施、人工装车岗位粉尘危害控制措施、水泥包装袋的选用及其他控制措施。

一、水泥包装和人工装车过程中存在的主要问题

水泥成品包装和人工装车岗位粉尘浓度超标严重，是水泥生产企业普遍存在的一个问题，也是职业病危害防治工作中的重点和难点。目前水泥包装和人工装车过程中存在的主要问题：

一是粉尘浓度严重超标。2013 年，国家有关职业卫生监督管理部门对全国 6 个省的 36 家水泥制造企业进行了现场调研，并对 13 家新型干法回转窑企业、14 家粉磨站和 4 家机立窑企业的水泥包装和人工装车两个岗位的粉尘浓度进行了现场检测，发现这两个岗位粉尘浓度超标严重：总尘浓度在 $4.07 \sim 462.73 \ mg/m^3$ 之间，最高超标 115.68 倍；呼尘浓度在 $2.64 \sim 115.53 \ mg/m^3$ 之间，最高超标 77.02 倍。

二是工艺水平相对落后，水泥包装设备比较陈旧。水泥包装机使用周期较长，设备零部件磨损严重，加之日常维护保养不及时，喷嘴漏粉和掉袋喷粉较为严重，从而导致包装机内部及水泥包装袋表面存留大量水泥粉尘，如图 2-17、图 2-18 所示。

三是收尘设施缺陷，收尘效果差。收尘设施由于设计缺陷、设备故障

等原因，造成收尘系统密封不严、风量不足，导致收尘设备"形同虚设"。如不设围挡的包装机，即使有配套收尘设备，但由于没有进行封闭或半封闭设计，造成局部收尘风量过低，粉尘弥散现象较严重。如图 2 – 19 所示。

图 2 – 17　包装机喷嘴漏料　　　　　图 2 – 18　包装机内存留水泥

图 2 – 19　无围挡的包装机　　　　　图 2 – 20　违章装车

　　四是包装袋质量缺陷。一些企业出于成本考虑，选用质量较差、价格较便宜的水泥包装袋，其拉伸负荷、使用温度以及牢固程度等物理性能指标达不到标准要求，导致在灌装、输送、装卸的过程中大量水泥散落。

五是违章作业。一些装车岗位的作业人员为减轻体力消耗，违反装车作业操作规程，随意提升装车机高度，造成接包处与堆放点落差过大，装车过程中产生大量扬尘，如图2-20所示。

水泥包装和装车岗位粉尘浓度超标，主要应从选用先进的水泥包装设备和包装袋清理技术、合理设计安装收尘系统、对收尘设备和管道定期检查维护、选用合格的水泥包装袋以及规范装车人员作业行为等方面进行控制。

二、水泥包装岗位粉尘危害控制

目前，国内许多水泥企业水泥包装使用的是多嘴回转式包装机，如图2-21所示。这种包装机周围安装封闭的金属围挡，内部设有和收尘器连接的管道，运转时始终保持内部负压，灌装过程中产生的粉尘，一部分随收尘管道进入收尘器，一部分落入包装机底部的料仓。这种包装机开机作业时，在保证风机及收尘设备工作正常、管道密封完好的前提下，工作场所空气中粉尘浓度会大大降低，作业环境能得到较大的改善。

图2-21 多嘴回转式包装机

对于固定式单嘴包装机，可以在喷嘴附近安装一个收尘罩对粉尘进行捕集，固定式多嘴包装机可以逐个安装。收尘罩要通过喷嘴后方的管道和收尘器相连，以捕集在装袋过程中产生的粉尘，底部应设计成倾斜状，可以使散落的粉尘落入底部的漏斗中，如图2-22所示。

图 2－22　单嘴包装机除尘罩

　　通过对局部收尘罩的测试，结果证明，采用收尘罩的工作场所可以大大降低粉尘浓度，有的甚至可以减少 80% 以上的粉尘。

图 2－23　全自动水泥包装机

　　全自动水泥包装机是一种技术较为先进的水泥包装设备。该设备实现了自动化生产，避免作业人员直接接触粉尘，对水泥包装过程中产生的粉尘控制效果更加明显。国外较早使用了全自动水泥包装机，如美国西弗吉尼来州马丁斯堡艾斯洛克（ESSROC）水泥厂使用的全自动 8 嘴包装机，如图 2－23 所示。国内青海、江西、新疆等省部分水泥生产企业也在近几年投入使用。

三、水泥包装袋表面上的粉尘清理

减少水泥包装袋表面上的粉尘残留，是控制人工装车岗位粉尘浓度超标的重要手段。目前，国内采取的措施有：一是对水泥输送皮带进行全封闭和增加负压改造，如图 2－24 所示；二是对清包机进行改造，在水泥输送皮带各转载点设置清扫、收尘装置，装置进出口安装软质挂帘对包装袋表面上的粉尘进行清理，由于软质挂帘重量较轻以及仅能清扫包装袋上表面的粉尘等原因，实际应用效果不太理想，如图 2－25 所示。

图 2－24　全封闭水泥输送皮带　　　　图 2－25　清包机及清扫装置

美国专家设计了一种水泥包装袋清理装置，用以减少水泥包装袋在输送过程中产生粉尘的数量。该装置安装在靠近接包机的皮带上，装配了刷子和喷气嘴，以便清扫袋子各个方向的灰尘，如图 2－26 所示。

清理流程：包装袋先经过挂帘清扫表面粉尘，进入柔性塑料制作的收尘装置，在装置内对前部和后部的粉尘清理后，进入主清洁仓，通过旋转圆形刷清理包装袋下部粉尘；位于两侧的固定刷对包装袋侧面粉尘进行清理，通过喷气嘴进一步收尘，再由旋转刷清理包装袋顶部粉尘，然后离开

排出到粉尘收集装置

喷气嘴
（侧面）

旋转刷
（顶部）

旋转圆形刷
（底部）

固定刷
（侧面）

水泥颗粒回收

图 2 - 26　水泥包装袋清理装置

该装置。清理过程中产生的粉尘被收入下方的漏斗中。经测试数据表明，该装置可以减少包装袋表面 80% ～ 90% 的粉尘。

四、人工装车岗位粉尘危害控制

针对人工装车岗位粉尘浓度超标，国内水泥生产企业经过多次技术论证和改造，在装车机上方、下方安装收尘管道，收到了比较明显的效果，如图 2 - 27、图 2 - 28 所示。

图 2 - 27　装车机上方收尘器

图 2 - 28　装车机下方收尘器

五、包装、装车系统收尘器的维护与管理

加强收尘系统的检查、维护频次，保证锁风下料、脉冲阀、提升气缸等装置的良好状态。对于因长期使用而导致透气性、过滤性变差，以及破损而不能起到过滤作用的收尘袋，要及时进行更换。要通过对包装装车系统各收尘管道的检查、维护，确保收尘管道的密封性良好。要维持管道内负压稳定，预防负压过低而造成粉尘逸散。另外，收尘器的过滤面积、每小时的透风量必须与工作场所的收尘要求相匹配，避免因收尘器选型不当而造成收尘系统出现风量过小、负压不足等问题。

对于水泥包装作业场所空气中悬浮的粉尘，国外比较先进的做法是安装局部空气过滤系统，如图 2 - 29 所示。通过局部空气过滤系统向包装作业人员输送洁净的空气，大体过程为：空气首先进入初级过滤室，通过高效空气过滤器进行过滤，过滤后的空气可根据工作区域的需要进行加热和制冷处理，然后经过分配至二级过滤系统，采用上送下排的方式为作业人

图 2 - 29　局部空气过滤系统

员提供均匀、清洁的空气，避免包装作业时将粉尘吸入体内。

局部通风系统在使用过程中，要定期清洁和更换滤网，定期检查通风管道，定期测试收尘系统的风速，确保系统运行正常运行。

六、水泥包装袋的选用及其他控制措施

国内水泥包装袋主要分为纸袋、覆膜塑编袋和复合袋三种。由于一些包装袋生产企业在制作过程中偷工减料，造成相当数量的包装袋经纬密度编织稀疏、覆膜过薄或黏合强度不够；甚至有的包装袋仅使用一层塑料材料编织而成，包装袋密封性大大下降；为降低成本，有的包装袋生产企业在原材料中掺入较多地回收料、次生料，造成包装袋的拉伸强度、牢固度等物理指标低下；有的企业管理人员缝制环节把关不严，经常出现阀口外翻、缝线处开裂等问题。

选择使用符合国家标准要求的水泥包装袋，可以大大降低水泥在包装和装卸过程中破袋、喷灰、漏料的概率，近而减少作业场所粉尘的危害。特别是使用具有较好抗拉强度和透气特性的 AEK 纸（透气可扩展牛皮纸）做成的水泥包装袋，可显著减少装袋过程中粉尘的产生和扩散。国外许多水泥生产企业对水泥包装袋的质量选择都是很严格的。

另外，使用全自动化码垛机，可以有效地防止人工码垛时粉尘吸入体内，如图 2-30 所示。码放过程中要保持合理的高度，防止包装袋因码放过高而坠落。同时，也应将码垛后的水泥进行二次包装，防止包装袋表面残留的粉尘在运输过程中扩散，如图 2-31 所示。

水泥堆放区域地面要保持清洁，以减少叉车等动力牵引设备在行驶过程中产生扬尘。

水泥输送皮带和装车机等设备要经常进行维护和保养，要减少因突出的边刺、尖角撕裂包装袋而引起喷灰和扬尘。

图 2-30 全自动码垛机 　　　　图 2-31 二次包装后的水泥

第五节 余热发电过程职业病危害及其防治措施

本节主要介绍余热发电过程职业病危害及防治措施，重点介绍了余热发电工艺流程、产生的职业病危害因素及其主要控制措施。

一、工艺流程

余热发电技术是利用水泥窑废气余热转换为电能并回用于水泥生产，可以大幅减少向社会的购电量以降低生产成本，该技术一般能提供熟料生产线 50%～60% 的生产用电。

在水泥窑窑头、窑尾废气出口安装余热锅炉（通常窑头安装 AQC 炉、窑尾安装 SP 炉），利用水泥窑系统废气，通过余热锅炉产生过热蒸汽，进入汽轮发电机组进行发电。余热发电工艺流程，如图 2-32 所示。

图 2-32 余热发电工艺流程图

二、职业病危害因素分布

余热发电过程中产生的职业病危害因素主要有噪声、高温以及硫酸和氢氧化钠等酸碱类化学腐蚀品，其分布见表 2-4。

表 2-4 余热发电工作场所主要职业病危害因素分布

职业病危害因素	存在部位（或环节）
噪声	运行中的汽轮机、凝结水泵等设备
	余热锅炉蒸汽排放
	余热锅炉振打装置
高温	余热锅炉、高温管道等
硫酸、盐酸、氢氧化钠等	化学水处理、水化验岗位

三、职业病危害因素的控制

针对余热发电过程中产生的职业病危害因素，主要采取以下措施进行控制。

（一）噪声危害的控制措施

（1）对于汽轮机产生的噪声，可以利用装设隔声罩来降低噪声强度，如图2-33所示。

（2）调整巡检路线，避免作业人员在噪声区域作业或减少作业时间，来降低对人体听觉系统的损害。

（3）操作室远离汽轮机，并进行隔声、消声处理。

（4）为循环水泵更换变频电机、加装变频器，降低水泵运转产生的噪声强度。

（5）在余热锅炉蒸汽管道排气口加装消音器，可以大大降低蒸汽排放时产生的噪声，如图2-34所示。

图2-33　汽轮机安装隔音罩　　　　图2-34　排汽管口加装消音器

（二）高温危害的控制措施

余热发电系统的多个工作场所存在高温，尤其是在夏季：

（1）要合理调整作业时间和巡检路线，避开高温时间段。

（2）做好现场通风措施，防止作业人员出现中暑。

（三）化学腐蚀品的控制措施

（1）硫酸、盐酸和氢氧化钠溶液等化学品储罐区，应设置围堰、导泄设施，对意外泄漏的化学品进行收容和回收，如图2-35、图2-36所示。

（2）加强对储罐和输送管道的检查、维护和保养，防止"跑、冒、滴、漏"。

图2-35 酸碱储罐周围设置围堰　　　　图2-36 硫酸储罐下设导泄槽

第六节 脱硝过程职业病危害及其防治措施

本节主要介绍水泥窑脱硝过程职业病危害及防治措施，重点介绍了水泥窑脱硝技术措施、脱硝过程中职业病危害因素及其主要控制措施。

根据国家环保部门要求："新型干法水泥窑要进行低氮燃烧技术改造，新建水泥生产线要安装效率不低于60%的脱硝设施。"

一、脱硝技术措施

水泥窑脱硝技术主要包括选择性催化还原技术（SCR）和选择性非催

化还原技术（SNCR）两种。

（1）选择性催化还原技术（SCR）是在适当的温度（300～400℃）下，在水泥窑预热器出口处安装催化反应器。在反应器前，往管内喷入还原剂（如氨水或尿素），在催化剂的作用下，将烟气中的氮氧化物还原成氮气和水。

（2）选择性非催化还原技术（SNCR）是把含有NHx基的还原剂氨水（质量浓度20%～25%）或尿素溶液（质量浓度30%～50%）通过雾化喷射系统直接喷入分解炉温度为850～1100℃的区域，雾化后的氨与NO_x（NO、NO_2等混合物）进行选择性非催化还原反应，将NO_x转化成无污染的水蒸气和N_2。由于选择性非催化还原系统（SNCR）中，氨水作为还原剂的效率比尿素高25%～30%，同时，氨水对炉膛内能量损耗也低于尿素，并且反应过程简单，因此，大多数企业选择氨水作为还原剂。

选择性非催化还原系统（SNCR）主要由还原剂（氨水）储存、供给、计量分配、雾化喷射、实时监测六个部分组成，如图2-37所示。

二、脱硝过程中职业病危害因素

脱销过程中主要职业病危害因素是作为还原剂使用的氨水。

三、职业病危害控制措施

在氨水储罐安装报警装置，对泄漏以及氨水液面高低进行报警，如图2-38所示。储罐周围设置围堰，对泄漏的氨水进行收容，如图2-39所示。

在氨水储罐附近安装喷淋、冲洗装置，接触氨水及时进行冲洗，避免对人体造成灼伤，如图2-40所示。

图2-37 选择性非催化还原系统技术流程图

图2-38 氨水储罐报警装置

图2-39 氨水储罐区围堰

图 2 - 40　氨水储罐区喷淋冲洗装置

第七节　处置固体废物过程职业病
危害及其防治措施

本节主要介绍水泥窑协同处置生活垃圾过程中职业病危害因素及控制措施，以及水泥窑协同处置生活污泥过程中职业病危害及控制措施。

一、水泥窑协同处置生活垃圾过程中职业病危害及控制措施

水泥窑协同处置生活垃圾是通过高温焚烧和水泥熟料矿物化高温烧结，达到将生活垃圾毒害特性降解，实现惰性化、稳定化的目的，是能源、环保和实现可持续发展战略的结合，具有良好的环境、社会和经济效益。

（一）处置技术分类

水泥窑协同处置生活垃圾通常有水泥窑分选焚烧和水泥窑间接焚烧两

种技术。水泥窑分选焚烧是利用各种分选设备，将生活垃圾分为可燃物、不可燃物或其他类别物质后，分别作为替代燃料和替代原料，送至水泥窑不同位置进行焚烧处置。水泥窑间接焚烧是将原生态垃圾在进入水泥熟料生产系统前，经过预均化和破碎处理后，直接送入热处置单元，进行裂解、气化及焚烧处理，处置过程产生的烟气、炉渣等利用水泥熟料生产的高温系统进行最终处理。

（二）职业病危害因素及控制措施

由于在垃圾处理过程中会产生重金属、二噁英等有毒有害物质，为防止其对人体造成危害，各个处理环节要加强密闭、通风及个人防护等措施。

生活垃圾的接收、储存、预处理工作场所应密闭，并应设置抽风净化装置，保证室内形成微负压，防止有毒、有害恶臭气味逸出。保持净化装置完好，不得擅自拆除或停止使用。

为减轻垃圾中有毒物质对人体的伤害，工作场所必须设置冲洗设施，并配备供水、供电等保证设施。垃圾卸料平台等场所，宜采取喷药消毒、灭蚊蝇等防疫措施。优先选用噪声低、振动小的垃圾处理设备，减轻对作业人员的危害。

作业人员必须按要求穿戴个体职业病危害防护用品。

二、水泥窑协同处置生活污泥过程中职业病危害及控制措施

水泥窑处置污泥具有处理温度高、焚烧空间大、焚烧停留时间长、处理规模大、无二次渣排放问题等显著优点，利用水泥窑无害化处置污泥是我国污泥处理的一个主要方向。

（一）处置技术分类

目前，国内利用水泥窑协同处置污泥技术主要有直接焚烧污泥处置技术和废气热干化污泥焚烧处置技术两种。

直接焚烧污泥处置技术是将污泥直接输送到窑尾烟室燃烧，该技术工艺流程简单，设备少，占地面积小，运行费用低，对环境基本没污染。

废气热干化污泥焚烧处置技术主要包括直接干化焚烧污泥技术和间接干化污泥焚烧处置技术。水泥窑废气直接干化焚烧污泥技术是将水泥窑烟气直接引入污泥干燥机，通过热气体与湿污泥的直接接触，对流进行热交换。干化污泥作为替代原料和燃料入水泥窑使用。间接干化污泥焚烧处置技术是将水泥窑烟气的热量通过热交换器传给热介质（蒸汽或导热油），热介质在一个封闭的回路中循环，与污泥没有接触，即利用废气余热加热导热介质来间接干化污泥，干化后的污泥作为替代原料和燃料入水泥窑使用。

（二）职业病危害因素及控制措施

由于污泥内存在大量铜、锌、铬、汞等重金属及多氯联苯、二噁英等有毒有害物质，在装卸、储存、处理等环节必须加强密闭等措施，防止对人体健康产生危害。

污泥运输工具必须采取密闭措施，并应配备与卸料联动的通风除臭、冲洗系统。储存污泥应采用封闭的构筑物或建筑物，严禁露天存放。另外，污泥储存设施应加装甲烷（CH_4）气体探头，并应强制通风。污泥中含有较丰富的有机质，由于腐败的有机质中部分硫可以转化成硫化氢，容易造成人员中毒，必须对工作场所进行通风，防止空气中硫化氢浓度过高。

优先选用噪声低、振动小的设备，减轻对作业人员的危害。作业人员必须按要求穿戴个体职业病危害防护用品。

第八节　其他环节职业病危害及其防治措施

本节主要介绍化验室的职业病危害及控制措施、空压机站的职业病危害及控制措施、变配电系统的职业病危害及控制措施、检维修作业职业病危害控制措施和清扫作业职业病危害及控制措施。

一、化验室的职业病危害及控制措施

化验室负责原燃材料、半成品和成品水泥的取样、化学成分分析和物理指标的检验。化验室产生的职业病危害因素是酸碱类腐蚀性品、粉尘、噪声和电离辐射。防控措施是：

（1）对物料进行化学成分分析时，会使用强酸进行溶样，在加热强酸过程中会产生大量酸性烟雾，如图 2-41 所示。化学分析室安装通风橱，操作在通风橱内进行，可以有效避免或者减轻酸性烟雾对眼部、皮肤和呼吸道造成的伤害，如图 2-42 所示。通风橱内排风设施要经常检查、维护，保证其处于良好的工作状态。

图 2-41　溶样产生的酸雾

图 2-42　通风橱

（2）在使用氢氧化钠、氢氧化钾配制缓冲液时，也可能会因操作不当对皮肤造成化学性灼伤。因此，必须要为接触腐蚀品的作业人员配备符合国家职业卫生标准要求的耐酸碱防护用品。

（3）另外，对熟料等物料进行破碎时会产生粉尘和噪声，高温炉室产生高温，均可以通过佩戴职业病危害个体防护用品进行防护。

（4）X线荧光分析仪是利用 X 射线对各种物料进行成分和含量分析的设备，如图 2 –43 所示。其产生的 X 射线会对人体造成一定程度的损害，可以通过设置联锁开关、配备个人剂量计和防辐射用品保护作业人员。

图 2 –43　X 线荧光分析仪

二、空压机站的职业病危害及控制措施

为满足各生产单元用气需求，企业通常会根据用气量集中设置压缩空气站（房），然后使用空气压缩管道送至各个区域单独设置的储气罐，由储气罐向各用气点供气。

空压机站（房）产生的职业病危害因素是噪声。控制的主要措施：

（1）使用噪声小、能耗低的螺杆式空压机替代老式活塞式空压机，噪声强度下降 10 ~ 20 dB（A），如图 2 - 44 所示。

图 2 - 44　螺杆式空压机

（2）空压机站（房）巡检、维护等作业人员，必须正确使用耳塞或耳罩等个体职业病危害防护用品。

三、变配电系统的职业病危害及控制措施

变配电系统就是将国家电力系统的电能降压后，再根据各生产单元的负荷数量和性质、生产工艺对负荷的要求，进行电能再分配。它由降压变电所、高压配电线路、车间变电所、低压配电线路及用电设备组成。变配电系统产生的职业病危害因素是电磁噪声，其防控措施是通过加强个体防护来消除电磁噪声对人体的影响。

四、检维修作业职业病危害及控制措施

水泥企业生产过程中，会临时或者定期对各种大小型设备进行检维修，以保证生产设备的正常运转。检维修作业中，会产生包括粉尘、紫外

线和局部振动等职业病危害因素。例如电气焊作业产生电焊烟尘和紫外线；使用砂轮机打磨工件产生砂轮磨尘；热风管道更换保温材料产生岩棉粉尘；使用风镐拆除浇注料产生局部振动等。作业人员在检维修过程中必须正确佩戴各类职业病危害个体防护用品。对于产生局部振动的作业，可采取轮换或间歇作业的方式，减轻振动对作业人员健康的损害。

五、清扫作业职业病危害及控制措施

水泥生产过程中会因设备密封不严、设备检维修、堵料等原因，造成大量的物料堆积，在清理过程中会产生大量的扬尘。作业人员在清理物料过程中必须正确佩戴防尘口罩，防止粉尘吸入人体。生产区域、道路和工作场所地面的粉尘，多数还是以人工清扫的方式进行，清扫过程中会造成二次扬尘，飘浮在空气中极易被人体吸入。企业应配备洒水车、专用清扫车辆对道路、地面的粉尘进行清扫，尽量避免人工清扫作业。

第三章 水泥生产企业职业病危害 防治管理

本章介绍了水泥生产企业职业病危害防治管理的基本内容，分六节对职业病危害防治管理的基本内容进行了全面阐述。第一节提出了企业职业卫生管理的基本要求，第二节阐述了建设项目职业病防护设施管理要求，第三节介绍了企业职业病危害告知与警示标识管理办法，第四节简介了职业病危害个体防护用品的管理知识，第五节阐述了职业健康监护管理要求，第六节综合介绍了职业卫生其他管理工作。

第一节 职业卫生管理基本要求

本节对水泥生产企业职业卫生管理工作提出了基本要求，从组织机构和人员配备、职业卫生管理制度和操作规程、工作场所基本条件、职业病防治投入、作业人员职业卫生权利与义务、职业卫生档案管理六个方面阐述了职业卫生管理的具体内容。

企业应当加强职业病防治工作，为劳动者提供符合法律、法规、规章、国家有关职业卫生标准要求的工作环境和条件，并采取有效措施保障劳动者的职业健康。企业是职业病危害防治的责任主体，并对本单位产生的职业病危害承担法律责任。企业的主要负责人对本单位职业病危害防治

70

工作全面负责。企业应当建立、健全职业病防治责任制，加强对职业病危害防治的管理，提高职业病危害防治水平。

一、组织机构和人员配备

根据国家有关职业卫生监督管理部门的规定，水泥生产企业属于职业病危害风险严重的企业，不论作业人员数量多少都应当设置或者指定职业卫生管理机构或者组织，配备专职职业卫生管理人员，负责本单位的职业病防治工作。

企业主要负责人和职业卫生管理人员应当具备与水泥生产相适应的职业卫生知识和管理能力，并接受相应的职业卫生培训。

企业应当根据机构设置、作业人员数量和职业病危害因素的种类、水平以及分布情况，明确企业主要负责人、分管负责人、部门负责人、班组负责人以及岗位作业人员等各层级的职业病危害防治职责，建立职责清晰、逐级落实的职业病危害防治责任体系。

二、职业卫生管理制度和操作规程

企业应当根据国家职业病防治法律法规和国家有关职业卫生监督管理部门的规定以及国家有关职业卫生标准，结合本单位职业病危害防治工作的实际情况，建立包括下列内容在内的职业卫生管理制度：

（1）职业病危害防治责任制度。

（2）职业病危害警示与告知制度。

（3）职业病危害项目申报制度。

（4）职业病防治宣传教育培训制度。

（5）职业病防护设施维护检修制度。

（6）职业病防护用品管理制度。

（7）职业病危害监测及评价管理制度。

（8）建设项目职业卫生"三同时"管理制度。

（9）作业人员职业健康监护及其档案管理制度。

（10）职业病危害事故处置与报告制度。

（11）职业病危害应急救援与管理制度。

（12）岗位职业卫生操作规程。

（13）法律、法规、规章规定的其他职业病防治制度。

职业卫生管理制度应当包括目标、依据、职责、内容、考核方法和支撑文件等要素。制定起草后应征求各部门及作业人员的意见和建议，以利于制度发布后的贯彻执行；发布前应进行合规性审查，审查后由主要负责人签发。新发布实施的职业卫生管理制度应组织全体作业人员学习培训。

职业卫生岗位操作规程是指为保障作业人员身体健康，有效预防、控制和减少各类职业病的发生而制定的，在职业活动中必须遵循的程序或步骤。操作规程编制要以岗位职业病危害因素防治为目的，综合考虑职业病危害因素的种类、理化特性及分布，突出实用性和可操作性，需要基层作业人员参与。职业卫生操作规程应条款清楚、用词规范、简明易懂，便于作业人员理解和掌握。

职业卫生管理制度和岗位操作规程发布实施后，应当在办公区域、工作场所醒目位置张贴或以内部办公局域网等形式予以公布，以便作业人员充分了解并自觉遵守。

三、工作场所基本条件

工作场所是作业人员进行职业活动的地点，也是产生职业病危害因素的场所。企业工作场所应符合下列基本要求：

（1）职业病危害因素的强度或者浓度符合国家职业卫生标准。按照《工作场所有害因素职业接触限值　第 1 部分：化学有害因素》（GBZ 2.1—2007）和《工作场所有害因素职业接触限值　第 2 部分：物理因素》（GBZ 2.2—2007）的要求，采取工程技术措施对工作场所中粉尘、毒物、噪声、高温等职业病危害因素进行控制，以保证作业人员身体健康不受损害。

（2）有与职业病危害防护相适应的设施。根据工作场所产生职业病危害因素的种类，设置相配套的职业病危害防护设施。如在工作场所各产尘点安装收尘器；在罗茨风机等高噪声设备上安装消声器；在热风管道等高温部位加装保温隔热材料等。

（3）生产布局合理，符合有害与无害作业分开的原则。生产布局应综合考虑职业病危害因素的浓度或强度。如考虑到粉尘和废气等排放物，宜将生产区布置在当地夏季最小频率风向的上风侧。生产设备布局在满足生产需要的前提下，还要考虑设备对附近人员和其他设备的影响，如磨机、空压机产生较大噪声、振动的设备相对集中安装在单层厂房或多层厂房的底层，并远离办公和休息区域。有害作业与无害作业分开，如化验室化学分析操作间和其他操作间分开；单独设置 X 线荧光分析室等。

（4）有配套的更衣间、洗浴间、孕妇休息间等卫生设施。

（5）设备、工具、用具等设施符合保护作业人员生理、心理健康的要求。

（6）国家法律、法规以及国家有关职业卫生监督管理部门关于保护作业人员职业健康的其他要求。

四、职业病防治投入

职业病防治资金是开展职业卫生工作的前提条件。企业应当保证职业病防治所需的资金投入，不得挤占、挪用，并对因资金投入不足导致的后果承担责任。职业病防治资金包括建设项目职业病危害评价、职业病危害防护设施配置及其维护、治理职业病危害、个体防护用品配置、职业卫生培训、职业健康监护、职业病危害因素检测与评价等费用，按照国家有关规定，在生产成本中据实列支。

在保证职业病防治资金投入的同时，企业还应当定期评估资金投入是否与本单位的生产经营规模、职业病危害因素的控制需求相适应，以便及时进行调整。

五、作业人员职业卫生保护权利与义务

《中华人民共和国职业病防治法》规定，作业人员依法享有职业卫生保护的权利，内容包括：

（1）获得职业卫生教育、培训。

（2）获得职业健康检查、职业病诊断、治疗、康复等职业病防治服务。

（3）了解工作场所产生或者可能产生的职业病危害因素、危害后果和应当采取的职业病危害防治措施。

（4）要求企业提供符合防治职业病要求的职业病危害防护设施和个体使用的职业病危害防护用品。

（5）对违反职业病防治法律、法规、规章以及国家相关职业卫生标准的行为提出批评、检举和控告。

（6）拒绝违章指挥和强令进行没有职业病危害防护措施的作业。

（7）参与本单位职业卫生工作的民主管理，对职业病防治工作提出意见和建议。

作业人员职业病防治的义务包括：学习和掌握相关的职业卫生知识，增强职业病危害防范意识，遵守职业病防治法律、法规、规章和操作规程，正确使用、维护职业病危害防护设施和个体职业病危害防护用品，发现职业病危害事故隐患应当及时报告等。

六、职业卫生档案管理

企业应当按照国家有关职业卫生监督管理部门关于职业卫生档案管理的要求，建立本单位的职业卫生档案，为职业病诊断、鉴定和职业卫生监管部门执法等活动提供参考依据。企业职业卫生档案，是指企业在职业病危害防治和职业卫生管理活动中形成的，能够准确、完整反映本单位职业卫生工作全过程的文字、图纸、照片、报表、音像资料、电子文档等文件材料。

内容包括：

（1）建设项目职业卫生"三同时"档案。

（2）职业卫生管理档案。

（3）职业卫生宣传培训档案。

（4）职业病危害因素监测与检测评价档案。

（5）企业职业健康监护管理档案。

（6）作业人员个人职业健康监护档案。

（7）法律、行政法规、规章要求的其他文件资料。

企业应当建立健全职业卫生档案管理制度，对职业卫生档案的保存、管理等做出具体规定，保证职业卫生档案完整、准确和有效利用。要设立专门的档案室或指定专门的区域存放职业卫生档案，并指定专门机构和专（兼）职人员负责职业卫生档案的管理工作。职业卫生档案要按年度进行案卷归档，及时编号登记，入库保管，防止出现遗失。

第二节　建设项目职业病危害防护设施管理

本节介绍了建设项目职业病危害防护设施管理的基本要求，从职业病危害预评价、职业病防护设施设计、防护设施试运行与验收等三个方面，对建设项目职业病危害防护设施管理的具体内容进行了较为详细地阐述。

建设单位是建设项目职业病危害防护设施建设的责任主体。建设项目职业病防护设施必须与主体工程同时设计、同时施工、同时投入生产和使用（简称为建设项目职业卫生"三同时"）。职业病防护设施所需费用应当纳入建设项目工程预算。

建设单位应当通过公告栏、网站等方式及时公布建设项目职业病危害预评价、职业病防护设施设计、职业病危害控制效果评价的承担单位、评审时间、评审意见、评价结论，以及职业病防护设施验收时间、验收方案和验收意见等信息，供本单位劳动者和有关职业卫生监督管理部门查询。

一、职业病危害预评价

建设单位应当在建设项目可行性论证阶段进行职业病危害预评价，编制预评价报告。进行职业病危害预评价时，建设单位可以运用工程分析、类比调查等方法，对建设项目可能产生的职业病危害因素及其对工作场所、劳动者健康的影响与危害程度进行分析与评价。其中，类比调查数据应当采用获得资质认可的职业卫生技术服务机构出具的、与建设项目规模和工艺类似的用人单位职业病危害因素检测结果。报告编制完成后，单位主要负责人或其指定的负责人应当组织业内其他单位职业卫生专业技术人员和职业卫生专家参加评审工作，并形成评审意见。建设单位应当按照评审意见对职业病危害预评价报告进行修改完善，并对最终的职业病危害预评价报告的真实性、客观性和合规性负责。职业病危害预评价工作过程应当形成书面报告备查。

二、职业病防护设施设计

存在职业病危害的建设项目，建设单位应当在施工前按照职业病防治有关法律、法规、规章和职业卫生标准的要求，进行职业病防护设施设计，并组织业内其他单位职业卫生专业技术人员和职业卫生专家参加评审工作，形成评审意见。建设单位应当按照评审意见对职业病防护设施设计进行修改完善，并对最终的职业病防护设施设计的真实性、客观性和合规性负责。职业病防护设施设计工作过程应当形成书面报告备查。

三、防护设施试运行与验收

建设项目完工后，需要进行试运行的，其配套建设的职业病防护设施必须与主体工程同时投入试运行。试运行时间应当不少于 30 日，最长不得超过 180 日。

建设项目在竣工验收前或者试运行期间，建设单位应当进行职业病危害控制效果评价，编制评价报告，并由建设单位主要负责人或其指定的负责人组织业内其他单位职业卫生专业技术人员和职业卫生专家参加评审和验收工作，并形成评审和验收意见。

建设单位在职业病防护设施验收前，应当编制验收方案。建设单位应当在职业病防护设施验收前 20 日将验收方案向管辖该建设项目的有关职业卫生监督管理部门进行书面报告。

建设单位应当按照评审与验收意见对职业病危害控制效果评价报告和职业病防护设施进行整改完善，并对最终的职业病危害控制效果评价报告和职业病防护设施验收结果的真实性、合规性和有效性负责。

建设单位应当在建设项目验收完成之日起20日内向管辖该建设项目的有关职业卫生监督管理部门提交书面报告。

第三节　职业病危害告知与警示标识

本节介绍了职业病危害告知与警示标识管理的基本要求，从劳动合同告知、设置公告栏、设置警示标识和设置告知卡四个方面阐述了职业病危害告知与警示标识管理的具体内容。

企业应当将生产过程中可能产生和存在的职业病危害的种类、危害程度、危害后果、提供的职业病防护设施、个体使用的职业病危害防护用品、职业卫生管理要求和相关待遇等如实告知作业人员（包括用人单位的合同制、聘用制、劳务派遣等性质的作业人员），不得隐瞒或者欺骗。告知主要采用合同告知、公告栏告知、警示标识和告知卡告知等方式进行。

一、劳动合同告知

企业与劳动者订立劳动合同（含聘用合同）时，应当将工作过程中可能产生或存在的职业病危害及其后果、职业病防护措施和待遇（岗位津贴、工伤保险等）等如实告知劳动者，并在劳动合同中写明，不得隐瞒或者欺骗。同时，以书面形式告知劳务派遣人员。格式合同文本内容不完善的，应以合同附件形式签署职业病危害告知书。

劳动者在已订立劳动合同期间工作岗位或者工作内容变更，从事与所订立劳动合同中未告知的职业病危害作业时，企业应重新向劳动者履行如实告知的义务，并协商变更原劳动合同相关条款。在未履行告知义务的前提下，劳动者有权拒绝从事存在职业病危害的作业。企业也不得因此而解除与作业人员所订立的劳动合同。

二、设置公告栏

企业应当设置公告栏，公布本单位职业病防治的规章制度等内容。设置在办公区域的公告栏，主要公布本单位的职业卫生管理制度等；设置在工作场所的公告栏，主要公布岗位操作规程和存在的职业病危害因素及岗位、健康危害、接触限值、应急救援措施，以及工作场所职业病危害因素检测结果、检测日期、检测机构等，如图 3-1 所示。

图 3-1　公告栏

三、设置警示标识

警示标识是指在工作场所中设置的、可以提醒作业人员对职业病危害产生警觉并采取相应防护措施的图形标识、警示线、警示语句和文字说明以及组合使用的标识等。

企业应当在产生或存在职业病危害的工作场所入口处，以及产生或存在职业病危害的作业岗位及设备附近的醒目位置，按照《工作场所职业病危害警示标识》（GBZ 158—2003）的要求设置警示标识，提醒作业人员认识工作场所存在的职业病危害，避免在无意识、无保护的情况下进入危险场所。

企业应当至少在以下产生或存在职业病危害的工作场所入口处，以及产生或存在职业病危害的作业岗位或设备附近的醒目位置设置警示标识：

（1）在产生粉尘的工作场所设置"注意防尘""戴防尘口罩""注意通风"等警示标识。

（2）在有毒物品工作场所设置"禁止入内""当心中毒""当心有毒气体""必须洗手""穿防护服""戴防毒面具""戴防护手套""戴防护眼镜""注意通风"等警示标识，并标明"紧急出口""救援电话"等警示标识。

在高毒物品作业场所，设置红色警示线，在一般有毒物品作业场所，设置黄色警示线，警示线在使用有毒作业场所外缘不少于 30 cm 处。

在高毒物品作业场所应急撤离通道设置紧急出口提示标识，在泄险区启用时，设置"禁止入内""禁止停留"警示标识，并加注必要的警示语句。

（3）在产生噪声的工作场所设置"噪声有害"警告标识和"佩戴护

耳器"等指令标识。

（4）在高温工作场所设置"当心中暑""注意高温""注意通风"等警示标识。

（5）在产生手传振动的工作场所设置"振动有害""使用设备时必须戴防振手套"等警示标识。

（6）在能引起其他职业病危害的工作场所设置"注意××危害"等警示标识。

（7）在可能产生职业病危害的设备发生故障时，或者维护、检修存在有毒物品的生产装置时，根据现场实际情况设置"禁止启动"或"禁止入内"等警示标识。图 3-2、图 3-3 分别给出了部分警告标识和指令标识。

当心中毒　　　注意防尘　　　注意高温　　　噪声有害

图 3-2　职业病危害警告标识

必须戴防尘口罩　　必须戴护耳器　　注意高温　　　注意通风
　　　　　　　　　　　　　　　戴防护面罩

图 3-3　职业病危害指令标识

某企业工作场所设置的警告标识和指令标识，如图 3-4 所示。

图 3-4 职业病危害警示标识和指令标识

四、设置告知卡

对存在严重职业病危害的作业岗位，除设置警示标识外，还应当在其

	有毒物品　　注意防护　　保障健康	
	健康危害	理化特性
一氧化碳（非高原） Carbon monoxide (not in high altitude area)	可经呼吸道进入人体。主要损害神经系统。表现为剧烈头痛、头晕、心悸、恶心、呕吐、无力、脉快、烦躁、步态不稳、抽搐、大小便失禁、休克。可致迟发性脑病	无色气体。微溶于水，溶于乙醇、苯。遇明火、高热能燃烧、爆炸
当心中毒	应急处理	
	抢救人员穿戴防护用具，加强通风。速将患者移至空气新鲜处；注意保暖、安静；及时给氧，必要时用合适的呼吸器进行人工呼吸；心脏骤停时，立即做心肺复苏术后送医院；立即与医疗急救单位联系抢救	
	防护措施	
	工作场所空气中时间加权平均容许浓度 (PC-TWA) 不超过 20 mg/m³，短时间接触容许浓度 (PC-STEL) 不超过 30 mg/m³。LDLH 浓度为 1700 mg/m³，无警示性。密闭、局部排风、呼吸防护。禁止明火、火花，高热，使用防爆电器和照明设备。工作场所禁止饮食、吸烟	
	🛡 🧤 😷 🥽 ⚙	
	急救电话：120　　咨询电话：	

图 3-5 一氧化碳职业病危害告知卡

醒目位置设置职业病危害告知卡，告知卡应当标明职业病危害因素名称、理化特性、健康危害、接触限值、防护措施、应急处理及急救电话、职业病危害因素检测结果及检测时间等。

依据《高毒物品目录》，煤粉制备系统在原煤自燃等异常情况下产生的一氧化碳以及少数企业在余热发电水处理环节使用的液氨，均属于高毒物品。应当按照《高毒物品作业岗位职业病危害告知规范》（GBZ/T 203—2007）的规定，在醒目位置设置高毒物品告知卡。一氧化碳和氨的职业病危害告知卡范本，如图3-5、图3-6所示。

有毒物品	注意防护	保障健康	
氨（氨气、液氨）Ammonia	健康危害		理化特性
	可经呼吸道进入人体。主要损害呼吸系统。表现为流泪、流涕、咳嗽、胸闷，重者呼吸困难。咳粉红色泡沫样痰。液态氨可致呼吸道、皮肤、眼睛灼伤		无色气体，有强烈刺激性及腐蚀性。易溶于水，与空气混合后遇明火可发生爆炸。与氟、氯等发生剧烈反应
当心中毒	应急处理		
	抢救人员穿戴防护用具，速将患者移至空气新鲜处，保持呼吸道通畅，去除污染衣物；注意保暖、安静；皮肤污染或溅入眼内用流动清水冲洗各至少20 min；呼吸困难者给氧，必要时用合适的呼吸器进行人工呼吸；立即与医疗急救单位联系抢救		
	防护措施		
	工作场所空气中时间加权平均容许浓度(PC-TWA)不超过20 mg/m³，短时间接触容许浓度(PC-STEL)不超过30 mg/m³。IDLH浓度为360 mg/m³。避免直接接触液态氨。密闭、局部排风、呼吸防护。禁止明火、火花，使用防爆电器设备。钢瓶泄漏时将渗漏口朝上，防止液态气体逸出。工作场所禁止饮食、吸烟		
急救电话：120　　咨询电话：			

图3-6　氨职业病危害告知卡

第四节　职业病危害个体防护用品管理

本节介绍了职业病危害个体防护用品管理的基本要求，从个体防护用品配备、个体防护用品日常管理、个体防护用品的更换周期三个方面进行了详细的阐述。

一、个体防护用品的配备

水泥生产企业职业病危害个体防护用品主要有防尘口罩、防毒面具、防护眼镜、防护耳塞（罩）、护听器、防振手套、防振鞋、防高温服、耐酸碱手套、耐酸碱鞋、防酸（碱）服和防辐射工作服等。企业应参照《个体防护装备选用规范》（GB/T 11651—2008）等相关标准，结合工作场所职业病危害种类、接触水平和对人体的影响途径以及现场生产条件，为作业人员配备职业病危害个体防护用品。水泥生产企业不同岗位职业病危害个体防护用品的配备，见表3-1。

表3-1　职业病危害个体防护用品配备表

序号	作业类别	工作场所举例	配备防护用品	配备岗位举例
1	手持振动机械作业	使用手持转动、气动工具	耳塞、耳罩、防振手套	机械维修电气维修
2	人承受全身振动的作业	破碎机工作场所	防振鞋	破碎机巡检
3	高温作业	回转窑、余热锅炉等工作场所	防强光、紫外线、红外线护目镜或面罩、隔热阻燃鞋、白帆布类隔热服、热防护服	窑头、窑中巡检、辅机及窑尾巡检、机械维修
4	粉尘场所作业	现场各工作场所	防尘口罩	操作、巡检、维修

表3-1（续）

序号	作业类别	工作场所举例	配备防护用品	配备岗位举例
5	吸入性气相毒物作业	化学分析工作场所	防毒面具、防化学品手套、化学品防护服	检验分析
6	噪声作业	破碎机、磨机等工作场所	耳塞	操作、巡检、维修
7	强光作业	电气焊接操作	防强光、紫外线、红外线面罩或护目镜，焊接面罩、焊接手套、焊接防护鞋、焊接防护服	机械维修电气维修
8	射线作业	X线荧光分析仪操作	防放射性护目镜、防放射性手套、防放射性服	荧光分析
9	腐蚀性作业	化验室化学分析、水处理操作	工作帽、防腐蚀液护目镜、耐酸碱手套、耐酸碱鞋、防酸（碱）服	检验分析

二、个体防护用品日常管理

职业病危害个体防护用品属于特种劳动防护用品，企业应到定点经营单位或正规生产企业购买。企业购买的个体防护用品应当经由本单位职业卫生管理部门验收，按照防护用品的使用要求，对其防护性能进行检查。

企业应当教育作业人员，按照使用规则正确使用个体防护用品，加强监督检查、督促指导，促使作业人员做到"三会"：即会检查防护用品性能，会正确使用防护用品，会维护保养防护用品，确保作业人员正确佩戴使用。

企业应当对职业病危害个体防护用品进行经常性的维护、保养，确保防护用品性能有效，不得使用不符合国家职业卫生标准要求或者已经失效的职业病危害个体防护用品。企业不得发放钱物替代发放个体防护用品。

每次使用防护用品前，作业人员应对其性能进行检查。企业也应制定相应的检查表，供作业人员检查防护用品性能时使用。表 3 - 2 是防毒面具和防尘口罩使用前的检查表，供企业制定检查表时参考。

表3-2 防尘口罩和防毒面具检查表

类别	序号	检 查 内 容
防尘口罩	1	口罩和面罩的内侧是否有脏污
	2	口罩的头带弹力是否松弛，鼻夹、鼻夹垫是否断裂
	3	口罩和面罩外表是否完好
	4	面罩各个部件连接是否完整、严密
	5	使用者自己是否感觉呼吸阻力明显增加
防毒面具	1	面具罩体是否完好，连接是否紧密
	2	面具眼窗是否完好、视物清晰
	3	导气管是否完好，无堵塞、破损
	4	通话器、呼吸活门和头带（或头盔）等部件是否完好，螺纹接头有无变形
	5	罐体是否完好，金属部件无锈蚀变形
	6	滤毒罐是否在有效期内，是否标明使用范围
	7	气密性检查是否符合要求，有无漏气
	8	现场摆放防毒面具是否和现场有毒物质种类相适应
	9	其他附件是否完好，无缺失破损

企业应当建立个体防护用品管理制度，对入库验收、保管、发放、使用、更换、报废等方面提出要求。在发放防护用品时应保存相关记录，包括发放时间、工种、防护用品名称、数量、发放人、领用人签字等内容，发放记录表可参考表 3 - 3。

表3-3 个体防护用品发放记录表

发放日期	工种	防护用品名称	数量	发放人	领用人	备 注
⋮	⋮	⋮	⋮	⋮	⋮	⋮

三、合理确定更换周期，及时报废不符合要求产品

企业应当结合工种、作业岗位、职业病危害的浓度和强度，合理确定个体防护用品的使用更换周期。

当出现下列情况之一时，应当及时予以报废：

（1）所选用的职业病危害个体防护用品技术指标不符合国家相关标准要求。

（2）所选用的职业病危害个体防护用品与所从事的作业类型不匹配。

（3）职业病危害个体防护用品产品标识不符合产品要求或国家的相关要求。

（4）职业病危害个体防护用品在使用或保管贮存期内遭到破坏或超过有效使用期限。

（5）所选用的职业病危害个体防护用品经检验和抽查为不合格产品。

（6）存在使用说明书中规定的其他报废条件。

企业应当为参观、学习、检查、指导工作等外来人员配备职业病危害个体防护用品。

第五节　职业健康监护管理

本节介绍了职业健康监护管理的基本要求，从职业健康检查（包括上岗前职业健康检查、在岗期间职业健康检查、离岗时职业健康检查、应急职业健康检查和职业健康检查结果处理），以及职业健康监护档案管理（包括个人职业健康监护档案、企业职业健康监护档案）等方面，对职业健康监护管理的具体要求进行了详细的阐述。

职业健康监护，是指劳动者上岗前、在岗期间、离岗时和应急时的职业健康检查以及职业健康监护档案管理。企业是职业健康监护工作的责任主体，其主要负责人对本单位职业健康监护工作全面负责。企业应当依照国家有关职业病防治法律、法规、规章的规定，以及国家职业卫生标准《职业健康监护技术规范》（GBZ 188—2014）、《放射工作人员职业健康监护技术规范》（GBZ 235—2011）的要求，制定并落实本单位职业健康检查年度计划，保证所需要的专项经费。

一、职业健康检查

企业应当制定年度职业健康检查计划，并于每年年底前向职业健康检查机构提出下年度职业健康检查申请，签订委托协议书。协议书内容包括工作场所职业病危害因素种类、接触人数、健康检查的人数、检查项目和检查时间、地点等。同时应将年度职业健康检查计划报辖区的职业卫生监督管理机构备案。

企业应当委托取得《医疗机构执业许可证》的医疗卫生机构对作业人员进行职业健康检查，并确保参加职业健康检查的劳动者身份的真实性。企业在委托职业健康检查机构对从事接触职业病危害作业的劳动者进行职业健康检查时，应当如实提供下列文件、资料：

（1）企业的基本情况。

（2）工作场所职业病危害因素种类及其接触人员名册。

（3）职业病危害因素定期检测、评价结果。

职业健康检查分为上岗前职业健康检查、在岗期间职业健康检查、离岗时职业健康检查和应急时职业健康检查及离岗后医学随访。

（一）上岗前职业健康检查

上岗前职业健康检查，是指对拟从事接触职业病危害因素作业的新录用人员（包括转岗到该作业岗位的人员），以及拟从事有特殊健康要求作业的人员，在其开始从事接触职业病危害因素作业之前实施的职业健康检查。上岗前体检为强制性职业健康检查，其目的是发现有无职业禁忌证以及建立接触职业病危害因素人员的基础健康档案。企业不得安排未经上岗前职业健康检查的劳动者从事接触职业病危害的作业，不得安排有职业禁忌证的人员从事所禁忌的作业。如不得安排患有眩晕症的人从事高空作业，不得安排患有过敏性哮喘的人从事粉尘作业等。

以接触水泥粉尘作业劳动者的上岗前职业健康检查为例，其健康检查的目标疾病为职业禁忌证，包括：活动性肺结核病、慢性阻塞性肺病、慢性间质性肺病和伴肺功能损害的疾病。其检查内容包括：

（1）症状询问：重点询问呼吸系统、心血管系统疾病史、吸烟史及咳嗽、咳痰、喘息、胸痛、呼吸困难、气短等症状。

（2）体格检查：内科常规检查，重点检查呼吸系统、心血管系统。

（3）实验室和其他检查：血常规、尿常规、心电图、血清 ALT、后前位 X 射线高千伏胸片或数字化摄影胸片、肺功能。

（二）在岗期间的定期职业健康检查

在岗期间职业健康检查，是指对已经在岗从事职业病危害作业的劳动者，在其在岗期间定期开展的职业健康检查。其目的是早期发现职业病患者或疑似职业病患者或劳动者健康的异常改变，及时发现有职业禁忌证的劳动者，通过动态观察劳动者的身体健康变化情况来评价作业场所职业病危害的控制效果。在岗期间职业健康检查周期见表 3－4。

以接触水泥粉尘作业劳动者的在岗期间职业健康检查为例，其健康检查的目标疾病为职业病：水泥尘肺。职业禁忌证包括：活动性肺结核病、慢性阻塞性肺病、慢性间质性肺病和伴肺功能损害的疾病。其检查内容包括：

表3-4 在岗期间接触职业病危害作业人员职业健康检查周期

类别	主要岗位（工种）	职业病	检 查 周 期
游离二氧化硅粉尘	石灰石储存、破碎、输送、巡检，原料配料站巡检、辅材输送、储存、巡检	矽肺	生产性作业粉尘分级Ⅰ级，2年1次；生产性作业粉尘分级Ⅱ级及以上，1年1次
			X射线胸片表现为观察对象者健康检查每年1次，连续观察5年，若5年内不能确诊为矽肺患者，按第1条要求执行
			矽肺患者原则每年检查1次，或根据病情随时检查
煤尘	煤粉制备系统各岗位	煤工尘肺	生产性作业粉尘分级Ⅰ级，3年1次；生产性作业粉尘分级Ⅱ级及以上，2年1次
			X射线胸片表现为观察对象者健康检查每年1次，连续观察5年，若5年内不能确诊为煤工尘肺患者，按第1条要求执行
			煤工尘肺患者每1~2年检查1次，或根据病情随时检查
电焊粉尘、水泥粉尘	机械维修岗位、生产现场各作业岗位	电焊工尘肺、水泥尘肺	生产性作业粉尘分级Ⅰ级，4年1次；生产性作业粉尘分级Ⅱ级及以上，2~3年1次
			X射线胸片表现为观察对象者健康检查每年1次，连续观察5年，若5年内不能确诊为尘肺患者，按第1条执行
			尘肺患者每1~2年进行1次医学检查，或根据病情随时检查
噪声	破碎机巡检、磨机巡检	职业性噪声聋	作业场所噪声8 h等效声级≥85 dB(A)，1年1次
			作业场所噪声8 h等效声级≥80 dB(A)，<85 dB(A)，2年1次
振动	机械维修	职业性手臂振动病	健康检查周期2年
高温	窑中巡检、窑头巡检、辅机及窑尾巡检	职业性中暑	健康检查周期1年，应在每年高温季节到来之前进行
紫外辐射（紫外线）	机械维修、窑头巡检	职业性电光性皮炎、职业性白内障	健康检查周期2年
电离辐射	荧光分析	职业性放射病	健康检查周期1~2年，不得超过2年

（1）症状询问：重点询问咳嗽、咳痰、胸痛、呼吸困难，也可有喘息、咯血等症状；

（2）体格检查：内科常规检查，重点检查呼吸系统和心血管系统；

（3）实验室和其他检查：①必检项目：后前位 X 射线高千伏胸片或数字化摄影胸片、心电图、肺功能；②选检项目：血常规、尿常规、血清 ALT。

生产性粉尘的作业分级依据《工作场所职业病危害作业分级　第 1 部分：生产性粉尘》（GBZ/T 229.1—2010） 第 4.2、第 4.3、第 4.4 条款来确定。

（三） 离岗时职业健康检查

离岗时职业健康检查，是指劳动者在准备调离或脱离所从事的职业病危害的作业岗位前对其进行全面的健康检查，主要目的是确定其在停止接触职业病危害时的身体健康状况。

对准备脱离所从事的职业病危害作业或者岗位的劳动者，企业应当在劳动者离岗前 30 日内组织进行离岗时的职业健康检查。劳动者离岗前 90 日内的在岗期间的职业健康检查可以视为离岗时的职业健康检查。对未进行离岗时职业健康检查的劳动者，不得解除或者终止与其订立的劳动合同。离岗时职业健康检查的目标疾病为职业病：具体检查病种与在岗期间职业健康检查病种一致，检查内容也与在岗期间职业健康检查内容一样。

（四） 应急职业健康检查

应急职业健康检查的目的是通过实施紧急性职业健康检查，发现劳动者身体健康损害情况，以便尽快采取救治措施。出现下列情况之一的，企业应当立即组织有关作业人员进行应急性职业健康检查：

（1）当发生急性职业病危害事故时，对遭受或者可能遭受急性职业病危害的作业人员，应及时组织健康检查。

（2）从事可能产生职业性传染病作业的作业人员，在疫情流行期或近期密切接触传染源者，应及时开展应急健康检查，随时监测疫情动态。

（3）接触职业病危害因素的作业人员在作业过程中出现与所接触职业病危害因素相关的不适症状。

（4）作业人员出现职业中毒症状。

（五）职业健康检查结果处理

企业应当及时将职业健康检查结果及职业健康检查机构的建议，以书面形式如实告知作业人员，并根据职业健康检查报告，采取下列措施：

（1）对有职业禁忌的作业人员，调离或者暂时脱离原工作岗位。

（2）对健康损害可能与所从事的职业相关的作业人员，进行妥善安置。

（3）对需要健康复查的作业人员，按照职业健康检查机构要求的时间安排复查和医学观察。

（4）对疑似职业病病人，按照职业健康检查机构的建议安排其进行医学观察或者职业病诊断。

（5）对存在职业病危害的岗位，立即改善劳动条件，完善职业病防护设施，为作业人员配备符合国家相关标准要求的个体防护用品。

二、职业健康监护档案

（一）个人职业健康监护档案

企业应当为每位接触职业病危害的作业人员建立个人职业健康监护档案，并按照有关规定妥善保存。职业健康监护档案包括下列内容：

（1）劳动者姓名、性别、年龄、籍贯、婚姻、文化程度、嗜好等情况。

（2）劳动者职业史、既往史和职业病危害接触史。

（3）历次职业健康检查结果及处理情况。

（4）职业病诊疗等健康资料。

（5）需要存入职业健康监护档案的其他有关资料。

劳动者离开单位时，有权索取本人职业健康监护档案复印件，企业应当如实、无偿提供，并在所提供的复印件上签章。

（二）企业职业健康监护档案

企业应当建立企业的职业健康监护档案，并按照有关规定妥善保存。企业职业健康监护档案内容包括：

（1）企业职业卫生管理组织机构、职责。

（2）企业职业健康监护制度和年度职业健康监护计划。

（3）历次职业健康检查的文书，包括委托协议书、职业健康检查机构的健康检查总结报告和评价报告。

（4）工作场所职业病危害因素监测结果。

（5）职业病诊断证明书和职业病报告卡。

（6）企业对职业病患者、患有职业禁忌证者和已出现职业相关健康损害作业人员的处理和安置记录。

（7）企业在职业健康监护中提供的其他资料和职业健康检查机构记录整理的相关资料。

（8）职业卫生监督管理部门要求的其他资料。

生产企业尤其要关注流动作业人员的职业健康问题，要防止职业危害转嫁，保障流动作业人员的职业健康，杜绝职业健康监护的盲点。

第六节　职业卫生管理其他工作

本节对职业卫生管理的其他工作进行了综合介绍，从职业病危害项目申报，职业病防护设施管理，职业卫生培训管理，职业病危害监测、检测与评价，职业病危害事故应急管理等方面对职业卫生其他管理工作进行了概括阐述。

一、职业病危害项目申报

职业病危害项目申报是职业病防治工作的一项基本制度要求，目的在于通过用人单位积极主动的申报存在职业病危害的项目，提高其对职业病防治工作的重视，从而加强职业病危害的治理工作；同时也能使职业卫生监督管理部门掌握其工作场所存在的职业病危害因素的类型、存在环节及其分布情况，为加强职业卫生监管工作，实施有针对性的职业卫生监督检查、评估指导等工作奠定基础。

企业应当按照国家有关职业卫生监督管理部门关于职业病危害项目申报办法的要求，依据《职业病危害因素分类目录》确定工作场所存在的职业病危害因素，将存在的职业病危害项目（如粉尘、噪声、振动、化学毒物、高温等），及时、如实向所在地有关职业卫生监督管理部门进行申报，并接受有关职业卫生监督管理部门的监督检查。

二、职业病防护设施管理

企业应当优先采用有利于防治职业病危害和保护作业人员健康的新技术、新工艺、新材料、新设备，逐步替代产生职业病危害的技术、工艺、材料、设备。企业应当结合水泥生产工艺特点、生产条件、职业病危害因素的种类和分布，采用有效的职业病防护设施，并建立职业病防护设施检修维护制度，指定专人对职业病防护设施定期进行检修、维护，定期检测其性能和效果，确保其处于正常状态，不得擅自拆除或者停止使用，不得使用国家明令禁止使用的可能产生职业病危害的设备或者材料。

企业应当建立职业病防护设施台账，包括设备名称、型号、生产厂家名称、主要技术参数、安装部位、安装日期、使用目的、防护效果评价、使用和维修记录、使用人、保管责任人等内容。职业病防护设施台账应有专人负责保管，定期更新。

三、职业卫生培训管理

水泥企业的主要负责人和职业健康管理人员应当具备与本单位所从事的生产经营活动相适应的职业卫生知识和管理能力，并接受职业卫生培训。企业主要负责人、职业卫生管理人员的职业卫生培训应当包括以下主要内容：

（1）职业病防治的法律、法规、规章和国家相关职业卫生标准。

（2）职业病危害预防和控制的基本知识。

（3）职业卫生管理相关知识。

（4）国家有关职业卫生监督管理部门规定的其他内容。

企业应当对作业人员进行上岗前的职业卫生培训和在岗期间的定期的职业卫生培训，普及职业卫生知识，督促作业人员遵守职业病防治的法律、法规、规章、国家职业卫生标准和操作规程，指导劳动者正确使用职业病防护设备和个体防护用品。

企业应当对职业病危害严重岗位的劳动者，进行专门的职业健康培训，经培训合格后方可上岗作业。因变更工艺、技术、设备、材料，或者岗位调整导致作业人员接触的职业病危害因素发生变化的，企业应当重新对作业人员进行上岗前的职业卫生培训。

企业应制定年度职业卫生培训计划，并将培训通知、培训教材、培训记录、考试试卷等材料，按照有关职业卫生监督管理部门的要求进行存档。

四、职业病危害因素监测、检测与评价

水泥生产企业应当实施由专人负责的工作场所职业病危害因素日常监测，确保监测系统处于正常工作状态。同时按照有关职业卫生监督管理部门的规定，定期对存在职业病危害的工作场所进行危害因素的检测评价，检测评价结果应当存入企业职业卫生档案，定期向所在地有关职业卫生监督管理部门报告并向劳动者公开。企业每年至少一次委托具有相应资质的职业卫生技术服务机构进行职业病危害因素的检测评价，并将检测评价结果告知作业人员；对于在监测检测中发现的不符合国家职业卫生标准和职业卫生要求的工作场所，应当立即采取治理措施，确保其符合职业卫生环境和条件要求；仍然达不到标准要求的，必须停止相应的作业，经治理后符合标准要求的，方可重新作业。

水泥生产企业每三年至少应当进行一次职业病危害现状评价，对职业病危害现状评价报告中提出的建议和措施进行落实，将职业病危害现状评价结果及整改情况存入本单位职业卫生档案，并向所在地有关职业卫生监督管理部门报告。

五、职业病危害事故应急管理

水泥生产企业主要负责人是职业病危害事故应急管理第一责任人，对本单位职业病危害事故应急管理工作全面负责。

企业应建立与本单位职业病危害因素分布特点相适应的专（兼）职职业卫生应急救援队伍或指定专（兼）职应急救援人员，并定期组织应急救援队伍和人员进行训练。

企业应当建立健全职业病危害事故应急救援预案并定期进行应急救援演练。应急救援预案应包括救援组织、机构和人员职责、应急措施、人员

撤离路线和疏散方法、事故报告途径和方式、预警设施、应急防护用品及使用指南、医疗救护等内容。

化学分析室、化学水处理等使用或储存腐蚀性、刺激性化学有害物质的工作场所，应配备洗眼器、冲洗设备，冲洗用水应安全并保证是流动水，设置冲洗设备的地点应有明显的提示标识，醒目易找；企业及其工作场所应当设有应急撤离通道，安装应急照明和警示标识，保持应急通道顺利畅通，并配备应急救援设备和相应的救援物品。应急救援设备和救援物品的配备应综合考虑工作场所的防护条件、职业病危害的理化性质等方面的因素。如防毒面具、正压式呼吸器、担架及现场止血用品等。应急救援设备及物品的存放地点应保证在发生事故时，最短的时间内能够获取，并在存放地点设置醒目的提示标识。员工必须经过培训，能够正确熟练使用应急设备和急救物品。企业应建立应急设备设施管理制度，指定专人负责经常性的维护、检修和保养，定期检测其性能和效果，确保其处于正常状态，不得擅自拆除或者停止使用。对于急救用品或损伤紧急处置用品，通常要放置于急救箱内。急救箱应放置在便于劳动者取用的地点，并有清晰的标识。

企业发生职业病危害事故时，应当立即启动事故应急预案，采取有效措施，组织抢救，防止事故扩大，减少人员伤亡和财产损失。同时应当及时向所在地有关职业卫生监督管理部门报告。对于遭受或者可能遭受急性职业病危害的劳动者，企业应当及时组织救治、进行健康检查和医学观察，并承担所需费用。

职业病危害事故报告的主要内容包括：

（1）企业基本概况、事故发生的时间、地点、现场情况以及现场已经采取的措施。

（2）事故的简要经过以及事故已经造成或者可能造成的伤亡人数

（包括下落不明的人数）和初步估计的直接经济损失。

企业应当妥善保护事故现场以及相关证据，不得破坏事故现场、毁灭相关证据。因抢救人员、防止事故扩大，需要移动事故现场物件的，应当做出标志，绘制现场简图并做出书面记录，妥善保存现场重要痕迹、物证。

第四章　职业病危害个体防护用品及其选用

本章介绍了各类职业病危害个体防护用品基本功能及其选用的基本原则，从呼吸防护用品、听力防护用品、手部与躯干防护用品等方面，对防护用品的基本功能和选用原则进行了全面阐述。本章共有五节，第一节介绍了呼吸防护用品的基本功能和选用原则，第二节介绍了听力防护用品的基本功能和选用原则，第三节介绍了高温防护用品的基本功能和选用原则，第四节介绍了腐蚀性化学品的职业病危害个体防护用品的基本功能和选用原则，第五节介绍了其他类防护用品的基本功能和选用原则。

个体职业病危害防护用品，是指作业人员在劳动中为防御物理、化学、生物等外界因素伤害而穿戴、配备以及涂抹、使用的各种物品的总称。

个体防护用品是保护作业人员身体健康的最后一道防线，防护用品的选择正确与否是关乎身体健康的大事，必须予以高度重视。本章针对水泥生产过程中最重要的职业病危害因素，详细介绍呼吸、听力、高温、手足、眼面、躯干等防护用品的选择、使用和维护方法。

第一节 呼吸防护用品及其选用

本节介绍了呼吸防护用品的基本功能和选用的基本原则,从呼吸防护用品的分类,呼吸防护用品过滤元件的类型级别、防尘口罩的选用、防毒面具的使用要求等方面,对呼吸防护用品的基本功能和选用原则进行了全面阐述。

一、呼吸防护用品的分类

根据防护原理划分,呼吸防护用品主要分为过滤式和隔绝式两大类。

（一）过滤式呼吸防护用品

过滤式呼吸防护用品是指能把吸入的作业场所的空气,通过净化部件的吸附、吸收、催化或过滤等作用,除去其中的有害物质后作为气源供给作业人员呼吸使用的防护用品。这类呼吸防护用品又分为自吸过滤式和送风过滤式两种,由于送风过滤式呼吸防护用品在水泥生产企业中应用较少,下面仅对常用的自吸过滤式呼吸防护用品进行介绍。自吸过滤式呼吸防护用品在使用中依靠佩戴者自主呼吸克服过滤元件阻力,属于负压呼吸器。自吸过滤式呼吸防护用品的分类与等级划分标准,通常是依据强制性国家标准《呼吸防护用品 自吸过滤式防颗粒物呼吸器》（GB 2626—2006）规定的原则来确定。常见的有自吸过滤式防尘口罩和过滤式防毒面具。

1. 自吸过滤式呼吸防护用品

自吸过滤式防尘口罩用于预防和减少粉尘等颗粒物经呼吸道进入人体,不仅要起到防御作用,还要适应作业条件、劳动强度等方面的需要。自吸过滤式防尘口罩按结构分为随弃式面罩、可更换式半面罩和全面罩。全面罩在水泥生产企业的应用不太普及。

（1）随弃式面罩。也叫作"一次性防尘口罩",可分为无呼气阀和有呼气阀两种，分别如图 4 – 1、图 4 – 2 所示。这种口罩没有可更换的部件，任何部件损坏或失效时应整体废弃。适合短时间在粉尘环境下使用，主要为参观、检查、学习等临时进入生产场所的人员配备。

图 4 – 1　无呼气阀随弃式　　　　图 4 – 2　有呼气阀随弃式
　　　　防尘口罩　　　　　　　　　　　　防尘口罩

（2）可更换式半面罩。此类口罩的过滤元件、呼气阀及头带都可以更换。过滤元件采用无味、无刺激的高效过滤材料，可以有效地隔滤和吸附极细微的粉尘，并且与人体脸部的密闭性也较好，长时间佩戴对面部压迫感较小，是目前水泥生产企业作业人员常用的一种防尘口罩，如图 4 – 3 所示。

图 4 – 3　可更换式半面罩

（3）全面罩。全面罩覆盖使用者的口鼻和眼睛，一般为橡胶或硅胶材料，头带固定系统可调节，设置呼气阀和吸气阀，如图4－4所示。由于全面罩头带固定系统比半面罩能承受更大重量，所以允许使用较重的过滤元件，在高浓度条件下使用时间较长。此类面罩适用于高浓度粉尘作业环境，如清仓、清库作业。

图4－4　全面罩

2. 过滤式防毒面具

一般由全面罩、过滤件和导气管组成，利用面罩与人脸面部形成密合空间，依靠佩戴者呼吸克服部件阻力，通过过滤件（滤毒罐）中吸附剂的吸附、吸收和过滤作用，对外界有毒、有害气体或蒸汽、颗粒物进行净化。主要配备在煤粉制备系统、化验室、化学水处理及氨水储罐区等产生有毒有害气体的工作场所，用于应急救援和自救。

过滤式防毒面具按结构不同，分为导管式和直接式。导管式防护时间较长，一般供专业人员使用，如图4－5所示。直接式的特点是体积小、重量轻、便于携带、使用简便，是目前水泥生产企业使用比较普遍的一种防毒面具，如图4－6所示。

图4-5　导管式防毒面具　　　　图4-6　直接式防毒面具

（二）隔绝式呼吸防护用品

隔绝式呼吸防护用品是指能使佩戴者呼吸器官与作业环境隔绝，靠本身携带的气源或者依靠导气管引入作业环境以外的洁净气源的呼吸防护用品，也称供气式呼吸器，分为长管呼吸器、氧气呼吸器和自给开路式压缩空气呼吸器。

水泥生产企业比较常用的是自给开路式压缩空气呼吸器，如图4-7所示。这种呼吸器将佩戴者呼吸器官与外界有毒有害环境完全隔绝，并自带压缩空气源，呼出的气体直接排入外部的呼吸器，主要用于煤粉制备系

图4-7　自给开路式压缩空气呼吸器

统、酸碱储罐区等产生浓烟、毒气、缺氧等环境中进行抢险、救护工作。

二、过滤元件分类分级及选用

不同的防尘口罩使用的过滤材料不同，目前使用的防尘口罩大多采用内外两层无纺布，中间一层过滤布（以聚丙烯等物质为原料的熔喷纤维）构造而成，因为熔喷纤维具有本身带静电的特点，可以吸附体积极小的粉尘微粒。

（一）自吸过滤式防尘口罩过滤元件分类分级及选用

1. 过滤元件分类

国家标准《呼吸防护用品　自吸过滤式防颗粒物呼吸器》（GB 2626—2006）将过滤元件按过滤性能分为 KN 和 KP 两类，KN 类只适用于过滤非油性颗粒物，KP 类适用于过滤油性和非油性颗粒物。

2. 过滤元件分级

根据过滤效率水平，过滤元件的分级见表 4-1。

表 4-1　自吸过滤式防尘口罩过滤元件级别

过滤元件类型	面罩类别		
	随弃式面罩	可更换式半面罩	全面罩
KN 类	KN90	KN90	KN95
	KN95	KN95	KN100
	KN100	KN100	
KP 类	KP90	KP90	KP95
	KP95	KP95	KP100
	KP100	KP100	

过滤效率是在规定检测条件下，过滤元件滤除颗粒物的百分比。用计数中位径（CMD）为（0.075±0.020）μm 的氯化钠颗粒物检测 N 类过滤

元件过滤效率，用计数中位径（CMD）为（0.185±0.020）μm 的油类颗粒物（如液状石蜡）检测 P 类过滤元件过滤效率。防尘口罩的过滤效率，见表 4 - 2。

表4 - 2　自吸过滤式防尘口罩过滤效率

过滤元件的类别和级别	用氯化钠颗粒物检测	用油类颗粒物检测
KN90	≥90.0%	不适用
KN95	≥95.0%	
KN100	≥99.97%	
KP90	不适用	≥90.0%
KP95		≥95.0%
KP100		≥99.97%

3. 自吸过滤式防尘口罩的选用

防尘口罩的选择，原则上是参照推荐性国家标准《呼吸防护用品的选择、使用与维护》（GB/T 18664—2002）推荐的方法来进行。

首先对工作场所空气中粉尘的浓度进行测定，根据国家有关职业卫生标准规定的容许浓度，按式（4 - 1）确定危害因数。危害因数是指空气污染物浓度与国家职业卫生标准规定的容许浓度限值的比值，取整数。

$$危害因数 = \frac{空气污染物浓度}{国家职业卫生标准规定浓度} \qquad (4 - 1)$$

然后检测粉尘的分散度和粉尘中游离二氧化硅的含量，再根据测定的粉尘危害因数、粉尘分散度和粉尘中游离二氧化硅的含量，选择不同类型和级别的口罩。

《呼吸防护用品的选择、使用与维护》（GB/T 18664—2002）规定，所有自吸过滤式呼吸器半面罩的指定防护因数是 10，所适用工作岗位的粉尘浓度应不超过 10 倍的国家职业卫生标准规定的容许限值（注：防护因数是指一种或一类呼吸防护用品，在适合使用者佩戴且正确使用的前提下，预期能将空气污染物浓度降低的倍数）。依据上述原则，企业应当选择指定防护因数大于危害因数的呼吸防护用品。研究表明，直径 5 μm 以下的颗粒会通过呼吸系统直接进入肺泡内，对肺部造成伤害。粉尘浓度越高，粉尘中小于 5 μm 的颗粒越多，越应选用阻尘效果越好的防尘口罩。

从防尘口罩多年的使用情况来看，正确的佩戴半面罩对防控各种粉尘危害具有明显的作用。但是，对于威胁生命的环境，如含氧量低于 18% 的缺氧环境，危害物种类、性质及浓度等未知的环境，应选择配备全面罩隔绝式呼吸防护用品。

KN 类防尘口罩适用于各类粉尘、烟、雾等非油性颗粒物的防护，国内水泥企业常用的就是这个类别。其中，过滤效率≥90.0% 的用于一般性粉尘的防护；过滤效率≥95.0% 的用于各种烟、雾及高危粉尘（如二氧化硅粉尘）的防护；过滤效率≥99.97% 的可防护各类颗粒物，对含有剧毒物质的颗粒物防护，应考虑首选这一过滤级别。

结合水泥企业工作场所中粉尘的种类，推荐选用的防尘口罩过滤元件级别，见表 4-3。

表 4-3 推荐选用防尘口罩过滤元件级别

粉 尘 名 称	过滤级别	粉 尘 名 称	过滤级别
电焊烟尘	KN95	石膏粉尘	KN90
煤尘（游离 SiO_2 含量小于 10%）	KN90	水泥尘（游离 SiO_2 含量小于 10%）	KN90
岩棉粉尘	KN90	石灰石粉尘	KN90
砂轮磨尘	KN90	矽尘（游离 SiO_2 含量 10%～50%）	KN95
矽尘（游离 SiO_2 含量 80% 以上）	KN95	矽尘（游离 SiO_2 含量 50%～80%）	KN95

值得注意的是还有部分作业人员在作业过程中使用纱布口罩、普通布口罩，由于其阻尘原理是机械式过滤，只能阻隔一些粒径较大的颗粒物，

小于 5 μm 的颗粒物可以从纱布的网眼中穿过后进入人体。因此，纱布口罩、普通布口罩不能替代防尘口罩使用。

KP 类防尘口罩适用于各类油烟、油雾和焦炉烟等油性颗粒物以及非油性颗粒物的防护。此类防尘口罩在水泥企业的应用并不广泛，只做一般性介绍了解。

（二）过滤式防毒面具过滤元件分类及选用

过滤元件按照防护的气体或蒸气的类别分类，下面结合水泥生产企业常见有毒有害气体或蒸气，对防毒过滤元件类型、标色和使用场所进行简要介绍，见表 4 - 4。

表 4 - 4　防毒过滤元件分类和标色

过滤元件类型	防护气体类型	过滤件标色	使 用 场 所
E	二氧化硫及其他酸性气体或蒸气	黄	窑头、窑尾、化学分析室、化学水处理、酸碱储罐区
K	氨及氨的衍生物	绿	化学分析室、化学水处理、氨水储罐
CO	一氧化碳气体	白	煤粉制备、窑头、窑尾
Hg	汞蒸气	红	化学分析室

三、呼吸防护用品的使用与维护

作业人员在使用前要仔细阅读产品说明书，并接受培训，熟悉呼吸防护用品的结构、功能和特点，掌握佩戴、气密性检查和维护的方法。

（一）自吸过滤式防尘口罩

1. 随弃式防尘口罩

随弃式防尘口罩的种类较多，但佩戴方法大致相同，如图 4 - 8 所示。

佩戴方法：①佩戴口罩后调整头带或耳带位置；②按自己鼻梁的形状

(a)　　　　　　(b)　　　　　　(c)　　　　　　(d)

图 4-8　随弃式防尘口罩佩戴方法

按紧鼻夹；③气密性检查：一种是正压方法，即用双手捂住口罩边缘用力吹气，如果能感觉口罩微微隆起，说明密封良好。另一种是负压方法，即用双手捂住口罩边缘用力吸气，如口罩有塌陷感，说明密封良好。

如有密封不良情况，可重新调整口罩佩戴位置或调节鼻夹直至密封良好后才能进入工作场所。

2. 可更换式半面罩

佩戴前应安装好过滤元件，并将头带调整至最松状态，方法如图4-9所示。

(a)　　　　　　(b)　　　　　　(c)　　　　　　(d)

图 4-9　可更换式半面罩佩戴方法

佩戴方法：①戴上面罩后首先将头带调整到适当位置；②调整颈部头带，用两手分别抓住面罩两侧，罩住口鼻部位，拉紧头带，使面罩与脸部严密贴合；③气密性检查：一种是正压方法，即用手捂住呼气阀出口，用力呼气，如感觉面罩稍隆起，说明密封良好。另一种是负压方法，即用双手掌心堵住呼吸阀体进出气口，然后吸气，如果面罩紧贴面部，无漏气即可，否则应查找原因，调整位置直至密封良好。

另外，佩戴时应注意不要让头带和头发压在面罩密合框内。使用者在佩戴面罩之前应当将自己的胡须剃刮干净。

3. 全面罩

佩戴前应检查面罩是否有裂痕、污染及变形，确保头带弹性良好，方法如图 4 - 10 所示。

图 4 - 10　全面罩佩戴方法

佩戴方法：①先放松头带，一只手把前额的头发向后按住，另一只手拿住面具朝向自己的脸部；②把面具戴到脸上并把头带拉到脑后，分别拉紧下方头带和上方头带；③气密性检查：先用手掌盖住滤盒或滤棉的进气部分，然后缓缓吸气，如果感觉面罩稍稍向里塌陷，说明面罩密封性良好；然后用手盖住呼气阀，缓缓呼气，如果感觉面罩稍微鼓起，但没有气体外泄，说明面罩密封性良好。如果感觉有气体从额头、眼角、下巴或其他部位泄漏，需要重新调整头带和面罩位置。

随弃式面罩的使用寿命通常为一个工作日（一般按 8 h 计算），当脏污、破损时应立即更换，不需要维护。可更换式半面罩和全面罩在使用过程中如感到呼吸阻力逐渐上升，感觉明显憋气时就必须对过滤元件进行更换。一般不主张对过滤材料进行清洗后重复使用，因为过滤材料在清洗的过程中会受到损坏，使阻尘效率下降。因此在缺少专用设备对清洗后口罩的防护性能重新检测的情况下，使用水洗后的防尘口罩会面临不可控的风险。

定期检查过滤元件的有效期。呼吸器及部件应在干燥、常温的环境中储存，避免日光直射，防止部件老化、变形。

（二）过滤式防毒面具

佩戴前应检查面罩是否有裂痕、污染及变形，确保密封性良好，方法如图 4 - 11 所示。

(a)	(b)	(c)	(d)

图 4 - 11 防毒面具佩戴方法

①将面罩罩在脸部，内口口鼻罩罩在嘴部和鼻子；②依次拉紧下部、鬓角部和顶部头带，使面罩直接贴紧面部皮肤；③佩戴气密性检查：一种是正压方法，即手掌捂住呼吸阀出口，缓慢呼气，面罩能轻微鼓起，且面部与面罩贴合部位不漏气为正常；另一种是负压方法，即用手掌捂住滤盒进气口，用力吸气，面罩能保持轻微塌陷，且贴合部位不漏气为正常。

防毒过滤元件的使用寿命受化学物质种类及浓度、使用频率、环境温度等因素影响，必须定期检查或更换。面具及部件应在干燥、常温的环境中储存，避免日光直射，防止老化、变形。

（三）隔绝式呼吸防护用品

以自给开路式压缩空气呼吸器为例，如图 4 - 12 所示。使用前首先要对呼吸器进行检查，打开瓶阀（逆时针转动约两圈半），观察压力表读数，不小于 28 MPa 为正常，然后顺时针关闭瓶阀，轻按供气阀上按钮，缓慢释放出管路中的气体，同时观察压力表下降至 5 MPa 左右，此时发出报警声，说明报警功能良好。

图 4 - 12　隔绝式呼吸器佩戴方法

隔绝式呼吸器佩戴步骤：

（1）双手反向抓起肩带，将呼吸器举过头顶，两手向后向下弯曲，将呼吸器落下，使左右肩带落在肩膀上。

（2）向后下方拉紧肩带，调整呼吸器处于合适的高度，插好胸带、腰带，向前收紧调整松紧适度。

（3）套上头带，将下颌扣住面罩底部，由上至下调整好松紧度，用手心将面罩的进气口堵住，深吸气感到面罩有向脸部有压迫感，说明面罩和脸部密封性良好。

（4）打开瓶阀，将供气阀插入面罩口，听到"咔嗒"声表示供气阀连接面罩到位。

使用期间应注意观察压力表，气瓶压力低于 5 MPa 时，报警笛开始鸣叫，人员应立即撤离危险区域。

空气呼吸器及其零件要清洁，避免日光直接照射，以免橡胶老化。严禁沾染油污。

第二节　听力防护用品及其选用

本节介绍了听力防护用品的基本功能和选用原则，从听力防护用品的分类、听力防护用品的选择、听力防护用品的使用等方面，对听力防护用品的基本功能和选用原则进行了全面阐述。

在考虑工程降噪措施时，由于噪声源的治理受到现有生产工艺、技术和设备的种种限制，往往是对产生的高噪声采取隔声、吸声和减振等措施进行降噪，但又常常难以达到职业卫生标准要求，而且造价也很高。根据《工业企业职工听力保护规范》（简称《规范》）的要求，当工作场所中噪声的 8 h 等效 A 声级超过 85 dB（A）时，应给职工配备有效的听力防护用品保护听力。可以说，听力防护用品是保护职工听力的最后一道防线。听力防护用品也称护听器，是指能封闭外耳道，从而达到衰减声波强度和能量的目的，预防噪声对人体产生不良影响的防护用品。

一、护听器分类

护听器根据结构形式的不同，大致可分为耳塞和耳罩两大类。

（一）耳塞

耳塞是指可塞入外耳道或置于外耳道入口处的听力保护用品，能较好地封闭外耳道，衰减噪声强度，适用于 115 dB（A）以下的噪声环境。耳塞按其对噪声的衰减性能、材质和结构形式等方面来区分，种类多种多样。目前，水泥生产企业较为常用的是成型耳塞和圆柱形泡沫塑料耳塞。

（1）成型耳塞。耳塞由较柔软的塑料、橡胶或橡塑材料制作成多层翼片，以增加弹性和空气阻力，提高隔声效果，如图4-13所示。

图4-13　成型耳塞　　　　　图4-14　圆柱形泡沫塑料耳塞

（2）圆柱形泡沫塑料耳塞。使用时将其挤压缩小后塞入外耳道，即会自行回弹填充，封闭噪声传入通道，如图4-14所示。该类耳塞不仅密封性能良好，同时还能缓冲对耳道四周皮肤的压力，对噪声的衰减高于一般成型耳塞，特别是对中、低频的声衰效果显著，适合大多数作业人员佩戴。

（二）耳罩

耳罩是由压紧耳廓或围住耳廓的壳体封住耳道，降低噪声刺激的产品。耳罩对噪声的衰减量可达10~40 dB(A)，适用于噪声强度较高的作业环境。主要有独立使用的耳罩和配合头盔使用的耳罩，分别如图4-15、图4-16所示。

耳罩降噪效果明显，但由于体积大以及佩戴时可能会与安全帽、呼吸器、防护镜等防护用品产生冲突等原因，在水泥行业的应用还不太普及。

113

图 4 – 15　独立耳罩　　　　　　图 4 – 16　配合头盔使用的耳罩

二、护听器的选择

护听器的选择应当以工作场所的噪声测量为依据，测量作业人员按额定 8 h 工作日规格化的噪声暴露级 $L_{EX.8h}$，以确定作业人员是否需要使用护听器。当 $L_{EX.8h} \geqslant 85$ dB（A）时，作业人员应佩戴护听器进行听力保护；当 $L_{EX.8h} < 85$ dB（A）时，若作业人员有佩戴护听器的要求时，也应为其提供合适的护听器。护听器首先要具有较好的佩戴舒适性，高温作业环境中，从舒适度考虑，应优先选用耳塞；强噪声环境中，当单一护听器不能提供足够的声衰减时，亦可同时佩戴耳塞和耳罩。

护听器在提供有效听力保护的同时不能影响生产作业的进行，避免保护过度导致作业人员难以接收到必要的信号或指令。佩戴护听器后的噪声强度与保护水平的关系，见表 4 – 5。

注意事项：耳道疾病患者不宜使用插入或半插入式耳塞类护听器；当无法保证手部清洁时，应使用耳罩等不易将手部脏物带入耳道的护听器；当佩戴人员的作业环境或健康状况发生变化时，应重新进行护听器的选择。

表4-5　防护后噪声强度与保护水平的关系

防护后噪声强度/dB(A)	保护水平
＞85	保护不足
80~85	可接受
75~80	好
70~75	可接受
＜70	过度保护

三、护听器的使用

使用护听器前应对佩戴人员进行培训，使其了解护听器的类型、性能和注意事项。使用前先检查外壳有无裂纹、破损等情况，尽量使耳罩软垫圈与皮肤紧密结合。

使用时先将耳廓向上提拉，使外耳道呈平直状态，然后手持耳塞柄将耳塞柄轻轻推入外耳道内部，正确佩戴方式和不正确佩戴方式，如图4-17、图4-18所示。如感觉隔声状况不好，可将耳塞缓慢转动，调试到最佳效果。

图4-17　正确佩戴　　　　图4-18　不正确佩戴

耳塞在外耳道中形成密闭状态，在取出耳塞时，切勿快速拔出，避免造成鼓膜损伤。

第三节 高温防护用品及其选用

本节介绍了高温防护用品的基本功能和选用原则，从头部防护、躯体防护、手部防护、足部防护等方面，对高温防护用品的基本功能和选用原则进行了阐述。

高温作业职业病危害个体防护用品主要包括头部防护类、躯体防护类、手部防护类和足部防护类。

一、头部防护类

头部防护类主要是指高温防护头盔，由头罩、面罩和披肩组成，选用喷涂铝金属的织品或阻燃的帆布制作，面部用镀铝金属膜的有机玻璃做成观察窗，如图 4 - 19 所示。主要为窑头看火、高温物料清堵作业人员配备，一般与防热服配合使用。

图 4 - 19 高温防护头盔

二、躯体防护类

躯体防护类主要包括白帆布防热服、石棉防热服和铝膜布防热服。

（1）白帆布防热服。用天然植物纤维织成的棉帆布、麻帆布制作，具有隔热、易弹落、耐磨、扯断强度大和透气性好等特点，用于工作场所中一般性热辐射的防护。

（2）石棉防热服。用少量含棉纤维的石棉布制成，对热辐射有很强的遮挡效果。但由于石棉对人体有害，在使用时很难避免被人体吸入，现在已经很少使用这种防热服。

（3）铝膜布防热服。采用抗氧化铝箔黏结复合法、表面喷涂铝粉法或薄膜真空镀铝的铝膜复合法等技术，在阻燃纯棉织物上增加反射辐射热的能力，如图 4-20 所示。这种防热服对热反射效率高、内有隔热里衬，接近 300 ℃高温时可达 1 h，500 ℃高温可达 30 min，在温度 800 ℃时距离热源 1.75 米可达 2 min，并可瞬间接近 1000 ℃高温。目前是水泥生产企业普遍使用的高温防护服，主要为窑头看火、高温物料清堵人员配备。

图 4-20　铝膜布防热服

三、手部防护类

手部防护类主要是指耐高温手套，是由内包阻燃布的特制铝箔布、石棉布、阻燃帆布、耐火隔热毡等材料制成，如图 4-21、图 4-22 所示。如果温度在 100 ℃以下，皮手套和棉手套可以反复使用；如果温度在

200 ℃左右，使用耐热材料制成的手套会安全很多。主要为窑头看火、化验室高温炉等岗位作业人员配备。

图4-21　石棉布耐高温手套

图4-22　铝箔布耐高温手套

四、足部防护类

足部防护类主要包括耐热防护鞋、耐高温防护鞋和焊接防护鞋。其中

图4-23　耐高温防护鞋

使用比较普遍的是耐高温防护鞋，如图4-23所示，主要是防止高温物料对足部的灼烫，并在鞋内底与外底之间装有隔热层，以保护足部在高温物体表面（不超过300 ℃）上短时间作业免受烫伤，主要为预热器清堵、清烧结料人员配备。焊接防护鞋主要为从事电焊的作业人员配备，防止火焰、熔渣对足部造成烫伤。

　　高温防护用品在每次使用前应检查有无破损、离层、脱落和开线等现象，确保其完好、有效。要根据说明书中的要求，定期检查、维护，及时进行清洗。

第四节　腐蚀性化学品防护用品及其选用

本节介绍了腐蚀性化学品的职业病危害个体防护用品的基本功能和选用原则，从防酸碱服、耐酸碱手套、耐酸碱鞋等方面，对腐蚀性化学品的职业病危害个体防护用品的基本功能和选用原则进行了阐述。

腐蚀性化学品的职业病危害个体防护用品主要有防酸碱服、耐酸碱手套和耐酸碱鞋。

（一）防酸碱服

主体采用经阻燃增黏处理的锦丝绸布，双面涂覆阻燃防化面胶制成，是为保护人体免遭腐蚀性物质的侵害而穿着的防护服，如图 4 - 24 所示。主要为化验室、化学水处理、酸碱储罐区等储存、使用腐蚀品的作业人员配备。

图 4 - 24　防酸碱工作服

使用前必须认真检查服装有无破损，如有破损，严禁使用。使用时注意颈部、胸部和腰部必须收紧，以减少运动时的"风箱效应"。每次使用后，根据脏污情况用肥皂水或 0.5% ~ 1% 的碳酸钠水溶液洗涤，然后用清水冲洗，放在阴凉通风处晾干。保存期间严禁受热及阳光照射，避免接触活性化学物质及各种油类。

（二）耐酸碱手套

耐酸碱手套主要包括橡胶耐酸碱手套、乳胶耐酸碱手套和塑料耐酸碱手套，比较常用的是橡胶耐酸碱手套，如图 4 - 25 所示。主要为化验室、化学水处理、酸碱储罐区等储存、使用腐蚀性化学品的岗位作业人员配备。使用前必须认真检查有无破损、磨蚀，如有则严禁使用。定期更换，不得超过使用期限。不得将一副手套在不同作业环境中使用，否则会大大降低使用寿命。

图 4 - 25　耐酸碱手套

（三）耐酸碱鞋

耐酸碱鞋可以防止酸、碱溶液对足部的腐蚀、灼烫，如图 4 - 26 所示。主要为化验室、化学水处理、酸碱储罐区等储存、使用腐蚀性化学品的岗位作业人员配备。

图 4 - 26　耐酸碱鞋

使用前必须认真检查有无破损，如有破损，严禁使用。定期更换，不得超过使用期限。穿着过程中避免接触高温和锐器，以免损伤鞋面和鞋底引起渗漏。使用后及时洗涤晾干，避免阳光直射。

第五节　其他类防护用品及其选用

本节介绍了其他三类常用防护用品的基本功能和选用原则，从振动防护、眼面部防护、电离辐射防护等三方面，阐述了振动防护用品、眼面部防护用品、电离辐射防护用品的基本功能和选用原则。

一、振动防护用品及其选用

振动的个体防护用品包括防振手套和防振鞋，本节主要对防振手套进行介绍。防振手套是对振动具有衰减功能的防护手套，用于防止局部受振，减弱振动向手臂的传递。主要为使用打磨机等振动工具的作业人员配备。防振手套的基本构造是在手掌、手指部位添加一定厚度的泡沫塑料、乳胶以及空气夹层等来有效吸收振动，如图 4 - 27 所示。

图 4 - 27　防振手套

需要注意的是，手套衬垫越厚，减振效果越好，但是对工具的操作性有一定影响。因此，在选择防振手套时，要在减振效果和操作性之间适当折中。选用防振手套要尺寸适当，太紧、太松都会影响减振效果，且不利于操作工具。作业前应对手套进行检查，出现破损、磨蚀的情况，应立即更换。

二、眼面部防护用品及其选用

眼面部防护用品主要用于防护固体碎屑的冲击、有害光照等有害因素对人体面部和眼睛造成伤害，包括防护眼镜、防护眼罩、防护面屏等。本节主要对用于焊接作业使用的眼面护具进行介绍。

焊接作业使用的眼面护具作用是预防紫外线伤害和固体碎屑的冲击，主要是通过滤光片来达到防护目的，滤光片外加透明保护性镜片，起到防护冲击的作用。同时还具有耐高温、耐潮湿、阻燃等功能，且具有一定强度。主要为电焊作业人员配备。

焊接眼面护具主要包括自动变光焊接面罩、单片焊接眼罩和手持式焊接面罩，如图4-28、图4-29、图4-30所示。

使用前后应检查镜片是否有破损、缺失及变形。镜片透明度降低，影响操作时，应更换。使用中避免镜片表面刮擦，导致透明度降低。

图4-28　自动变光焊接面罩　　　图4-29　单片焊接眼罩

图4-30　手持式焊接面罩　　　图4-31　防辐射工作服

三、电离辐射防护用品及其选用

这类防护用品主要为 X 线荧光分析等产生电离辐射的工作场所作业人员配备，包括防辐射工作服，如图4-31所示。以及配套的防护手套、防护靴、护目镜等。使用前必须认真检查有无破损，如有破损，严禁使用。要按照说明书提供的信息对防护服进行清洗。使用中避免高温环境，金属部件应避免化学物质腐蚀。

附录一　中华人民共和国职业病防　治　法

（2001 年 10 月 27 日第九届全国人民代表大会常务委员会第二十四次会议通过　根据 2011 年 12 月 31 日第十一届全国人民代表大会常务委员会第二十四次会议《关于修改〈中华人民共和国职业病防治法〉的决定》第一次修正　根据 2016 年 7 月 2 日第十二届全国人民代表大会常务委员会第二十一次会议《关于修改〈中华人民共和国节约能源法〉等六部法律的决定》第二次修正　根据 2017 年 11 月 4 日第十二届全国人民代表大会常务委员会第三十次会议《关于修改〈中华人民共和国会计法〉等十一部法律的决定》第三次修正　根据 2018 年 12 月 29 日第十三届全国人民代表大会常务委员会第七次会议《关于修改〈中华人民共和国劳动法〉等七部法律的决定》第四次修正）

目　　录

第一章 总 则

第一条 为了预防、控制和消除职业病危害，防治职业病，保护劳动者健康及其相关权益，促进经济社会发展，根据宪法，制定本法。

第二条 本法适用于中华人民共和国领域内的职业病防治活动。

本法所称职业病，是指企业、事业单位和个体经济组织等用人单位的劳动者在职业活动中，因接触粉尘、放射性物质和其他有毒、有害因素而引起的疾病。

职业病的分类和目录由国务院卫生行政部门会同国务院劳动保障行政部门制定、调整并公布。

第三条 职业病防治工作坚持预防为主、防治结合的方针，建立用人单位负责、行政机关监管、行业自律、职工参与和社会监督的机制，实行分类管理、综合治理。

第四条 劳动者依法享有职业卫生保护的权利。

用人单位应当为劳动者创造符合国家职业卫生标准和卫生要求的工作环境和条件，并采取措施保障劳动者获得职业卫生保护。

工会组织依法对职业病防治工作进行监督，维护劳动者的合法权益。用人单位制定或者修改有关职业病防治的规章制度，应当听取工会组织的意见。

第五条 用人单位应当建立、健全职业病防治责任制，加强对职业病防治的管理，提高职业病防治水平，对本单位产生的职业病危害承担责任。

第六条 用人单位的主要负责人对本单位的职业病防治工作全面负责。

第七条 用人单位必须依法参加工伤保险。

国务院和县级以上地方人民政府劳动保障行政部门应当加强对工伤保险的监督管理，确保劳动者依法享受工伤保险待遇。

第八条　国家鼓励和支持研制、开发、推广、应用有利于职业病防治和保护劳动者健康的新技术、新工艺、新设备、新材料，加强对职业病的机理和发生规律的基础研究，提高职业病防治科学技术水平；积极采用有效的职业病防治技术、工艺、设备、材料；限制使用或者淘汰职业病危害严重的技术、工艺、设备、材料。

国家鼓励和支持职业病医疗康复机构的建设。

第九条　国家实行职业卫生监督制度。

国务院卫生行政部门、劳动保障行政部门依照本法和国务院确定的职责，负责全国职业病防治的监督管理工作。国务院有关部门在各自的职责范围内负责职业病防治的有关监督管理工作。

县级以上地方人民政府卫生行政部门、劳动保障行政部门依据各自职责，负责本行政区域内职业病防治的监督管理工作。县级以上地方人民政府有关部门在各自的职责范围内负责职业病防治的有关监督管理工作。

县级以上人民政府卫生行政部门、劳动保障行政部门（以下统称职业卫生监督管理部门）应当加强沟通，密切配合，按照各自职责分工，依法行使职权，承担责任。

第十条　国务院和县级以上地方人民政府应当制定职业病防治规划，将其纳入国民经济和社会发展计划，并组织实施。

县级以上地方人民政府统一负责、领导、组织、协调本行政区域的职业病防治工作，建立健全职业病防治工作体制、机制，统一领导、指挥职业卫生突发事件应对工作；加强职业病防治能力建设和服务体系建设，完善、落实职业病防治工作责任制。

乡、民族乡、镇的人民政府应当认真执行本法，支持职业卫生监督管理部门依法履行职责。

第十一条 县级以上人民政府职业卫生监督管理部门应当加强对职业病防治的宣传教育，普及职业病防治的知识，增强用人单位的职业病防治观念，提高劳动者的职业健康意识、自我保护意识和行使职业卫生保护权利的能力。

第十二条 有关防治职业病的国家职业卫生标准，由国务院卫生行政部门组织制定并公布。

国务院卫生行政部门应当组织开展重点职业病监测和专项调查，对职业健康风险进行评估，为制定职业卫生标准和职业病防治政策提供科学依据。

县级以上地方人民政府卫生行政部门应当定期对本行政区域的职业病防治情况进行统计和调查分析。

第十三条 任何单位和个人有权对违反本法的行为进行检举和控告。有关部门收到相关的检举和控告后，应当及时处理。

对防治职业病成绩显著的单位和个人，给予奖励。

第二章 前 期 预 防

第十四条 用人单位应当依照法律、法规要求，严格遵守国家职业卫生标准，落实职业病预防措施，从源头上控制和消除职业病危害。

第十五条 产生职业病危害的用人单位的设立除应当符合法律、行政法规规定的设立条件外，其工作场所还应当符合下列职业卫生要求：

（一）职业病危害因素的强度或者浓度符合国家职业卫生标准；

（二）有与职业病危害防护相适应的设施；

（三）生产布局合理，符合有害与无害作业分开的原则；

（四）有配套的更衣间、洗浴间、孕妇休息间等卫生设施；

（五）设备、工具、用具等设施符合保护劳动者生理、心理健康的要求；

（六）法律、行政法规和国务院卫生行政部门关于保护劳动者健康的其他要求。

第十六条　国家建立职业病危害项目申报制度。

用人单位工作场所存在职业病目录所列职业病的危害因素的，应当及时、如实向所在地卫生行政部门申报危害项目，接受监督。

职业病危害因素分类目录由国务院卫生行政部门制定、调整并公布。职业病危害项目申报的具体办法由国务院卫生行政部门制定。

第十七条　新建、扩建、改建建设项目和技术改造、技术引进项目（以下统称建设项目）可能产生职业病危害的，建设单位在可行性论证阶段应当进行职业病危害预评价。

医疗机构建设项目可能产生放射性职业病危害的，建设单位应当向卫生行政部门提交放射性职业病危害预评价报告。卫生行政部门应当自收到预评价报告之日起三十日内，作出审核决定并书面通知建设单位。未提交预评价报告或者预评价报告未经卫生行政部门审核同意的，不得开工建设。

职业病危害预评价报告应当对建设项目可能产生的职业病危害因素及其对工作场所和劳动者健康的影响作出评价，确定危害类别和职业病防护措施。

建设项目职业病危害分类管理办法由国务院卫生行政部门制定。

第十八条　建设项目的职业病防护设施所需费用应当纳入建设项目工程预算，并与主体工程同时设计，同时施工，同时投入生产和使用。

建设项目的职业病防护设施设计应当符合国家职业卫生标准和卫生要求；其中，医疗机构放射性职业病危害严重的建设项目的防护设施设计，应当经卫生行政部门审查同意后，方可施工。

建设项目在竣工验收前，建设单位应当进行职业病危害控制效果评价。

医疗机构可能产生放射性职业病危害的建设项目竣工验收时，其放射性职业病防护设施经卫生行政部门验收合格后，方可投入使用；其他建设项目的职业病防护设施应当由建设单位负责依法组织验收，验收合格后，方可投入生产和使用。卫生行政部门应当加强对建设单位组织的验收活动和验收结果的监督核查。

第十九条　国家对从事放射性、高毒、高危粉尘等作业实行特殊管理。具体管理办法由国务院制定。

第三章　劳动过程中的防护与管理

第二十条　用人单位应当采取下列职业病防治管理措施：

（一）设置或者指定职业卫生管理机构或者组织，配备专职或者兼职的职业卫生管理人员，负责本单位的职业病防治工作；

（二）制定职业病防治计划和实施方案；

（三）建立、健全职业卫生管理制度和操作规程；

（四）建立、健全职业卫生档案和劳动者健康监护档案；

（五）建立、健全工作场所职业病危害因素监测及评价制度；

（六）建立、健全职业病危害事故应急救援预案。

第二十一条　用人单位应当保障职业病防治所需的资金投入，不得挤占、挪用，并对因资金投入不足导致的后果承担责任。

第二十二条　用人单位必须采用有效的职业病防护设施，并为劳动者提供个人使用的职业病防护用品。

用人单位为劳动者个人提供的职业病防护用品必须符合防治职业病的要求；不符合要求的，不得使用。

第二十三条　用人单位应当优先采用有利于防治职业病和保护劳动者健康的新技术、新工艺、新设备、新材料，逐步替代职业病危害严重的技术、工艺、设备、材料。

第二十四条　产生职业病危害的用人单位，应当在醒目位置设置公告栏，公布有关职业病防治的规章制度、操作规程、职业病危害事故应急救援措施和工作场所职业病危害因素检测结果。

对产生严重职业病危害的作业岗位，应当在其醒目位置，设置警示标识和中文警示说明。警示说明应当载明产生职业病危害的种类、后果、预防以及应急救治措施等内容。

第二十五条　对可能发生急性职业损伤的有毒、有害工作场所，用人单位应当设置报警装置，配置现场急救用品、冲洗设备、应急撤离通道和必要的泄险区。

对放射工作场所和放射性同位素的运输、贮存，用人单位必须配置防护设备和报警装置，保证接触放射线的工作人员佩戴个人剂量计。

对职业病防护设备、应急救援设施和个人使用的职业病防护用品，用人单位应当进行经常性的维护、检修，定期检测其性能和效果，确保其处于正常状态，不得擅自拆除或者停止使用。

第二十六条　用人单位应当实施由专人负责的职业病危害因素日常监测，并确保监测系统处于正常运行状态。

用人单位应当按照国务院卫生行政部门的规定，定期对工作场所进行职业病危害因素检测、评价。检测、评价结果存入用人单位职业卫生档案，定期向所在地卫生行政部门报告并向劳动者公布。

职业病危害因素检测、评价由依法设立的取得国务院卫生行政部门或者设区的市级以上地方人民政府卫生行政部门按照职责分工给予资质认可的职业卫生技术服务机构进行。职业卫生技术服务机构所作检测、评价应当客观、真实。

发现工作场所职业病危害因素不符合国家职业卫生标准和卫生要求时，用人单位应当立即采取相应治理措施，仍然达不到国家职业卫生标准和卫生要求的，必须停止存在职业病危害因素的作业；职业病危害因素经治理后，符合国家职业卫生标准和卫生要求的，方可重新作业。

第二十七条　职业卫生技术服务机构依法从事职业病危害因素检测、评价工作，接受卫生行政部门的监督检查。卫生行政部门应当依法履行监督职责。

第二十八条　向用人单位提供可能产生职业病危害的设备的，应当提供中文说明书，并在设备的醒目位置设置警示标识和中文警示说明。警示说明应当载明设备性能、可能产生的职业病危害、安全操作和维护注意事项、职业病防护以及应急救治措施等内容。

第二十九条　向用人单位提供可能产生职业病危害的化学品、放射性同位素和含有放射性物质的材料的，应当提供中文说明书。说明书应当载明产品特性、主要成份、存在的有害因素、可能产生的危害后果、安全使用注意事项、职业病防护以及应急救治措施等内容。产品包装应当有醒目的警示标识和中文警示说明。贮存上述材料的场所应当在规定的部位设置危险物品标识或者放射性警示标识。

国内首次使用或者首次进口与职业病危害有关的化学材料，使用单位或者进口单位按照国家规定经国务院有关部门批准后，应当向国务院卫生行政部门报送该化学材料的毒性鉴定以及经有关部门登记注册或者批准进口的文件等资料。

进口放射性同位素、射线装置和含有放射性物质的物品的，按照国家有关规定办理。

第三十条　任何单位和个人不得生产、经营、进口和使用国家明令禁止使用的可能产生职业病危害的设备或者材料。

第三十一条　任何单位和个人不得将产生职业病危害的作业转移给不具备职业病防护条件的单位和个人。不具备职业病防护条件的单位和个人不得接受产生职业病危害的作业。

第三十二条　用人单位对采用的技术、工艺、设备、材料，应当知悉其产生的职业病危害，对有职业病危害的技术、工艺、设备、材料隐瞒其危害而采用的，对所造成的职业病危害后果承担责任。

第三十三条　用人单位与劳动者订立劳动合同（含聘用合同，下同）时，应当将工作过程中可能产生的职业病危害及其后果、职业病防护措施和待遇等如实告知劳动者，并在劳动合同中写明，不得隐瞒或者欺骗。

劳动者在已订立劳动合同期间因工作岗位或者工作内容变更，从事与所订立劳动合同中未告知的存在职业病危害的作业时，用人单位应当依照前款规定，向劳动者履行如实告知的义务，并协商变更原劳动合同相关条款。

用人单位违反前两款规定的，劳动者有权拒绝从事存在职业病危害的作业，用人单位不得因此解除与劳动者所订立的劳动合同。

第三十四条　用人单位的主要负责人和职业卫生管理人员应当接受职业卫生培训，遵守职业病防治法律、法规，依法组织本单位的职业病防治工作。

用人单位应当对劳动者进行上岗前的职业卫生培训和在岗期间的定期职业卫生培训，普及职业卫生知识，督促劳动者遵守职业病防治法律、法规、规章和操作规程，指导劳动者正确使用职业病防护设备和个人使用的职业病防护用品。

劳动者应当学习和掌握相关的职业卫生知识，增强职业病防范意识，遵守职业病防治法律、法规、规章和操作规程，正确使用、维护职业病防护设备和个人使用的职业病防护用品，发现职业病危害事故隐患应当及时报告。

劳动者不履行前款规定义务的，用人单位应当对其进行教育。

第三十五条 对从事接触职业病危害的作业的劳动者，用人单位应当按照国务院卫生行政部门的规定组织上岗前、在岗期间和离岗时的职业健康检查，并将检查结果书面告知劳动者。职业健康检查费用由用人单位承担。

用人单位不得安排未经上岗前职业健康检查的劳动者从事接触职业病危害的作业；不得安排有职业禁忌的劳动者从事其所禁忌的作业；对在职业健康检查中发现有与所从事的职业相关的健康损害的劳动者，应当调离原工作岗位，并妥善安置；对未进行离岗前职业健康检查的劳动者不得解除或者终止与其订立的劳动合同。

职业健康检查应当由取得《医疗机构执业许可证》的医疗卫生机构承担。卫生行政部门应当加强对职业健康检查工作的规范管理，具体管理办法由国务院卫生行政部门制定。

第三十六条 用人单位应当为劳动者建立职业健康监护档案，并按照规定的期限妥善保存。

职业健康监护档案应当包括劳动者的职业史、职业病危害接触史、职业健康检查结果和职业病诊疗等有关个人健康资料。

劳动者离开用人单位时，有权索取本人职业健康监护档案复印件，用人单位应当如实、无偿提供，并在所提供的复印件上签章。

第三十七条 发生或者可能发生急性职业病危害事故时，用人单位应当立即采取应急救援和控制措施，并及时报告所在地卫生行政部门和有关部门。卫生行政部门接到报告后，应当及时会同有关部门组织调查处理；必要时，可以采取临时控制措施。卫生行政部门应当组织做好医疗救治工作。

对遭受或者可能遭受急性职业病危害的劳动者，用人单位应当及时组织救治、进行健康检查和医学观察，所需费用由用人单位承担。

第三十八条　用人单位不得安排未成年工从事接触职业病危害的作业；不得安排孕期、哺乳期的女职工从事对本人和胎儿、婴儿有危害的作业。

第三十九条　劳动者享有下列职业卫生保护权利：

（一）获得职业卫生教育、培训；

（二）获得职业健康检查、职业病诊疗、康复等职业病防治服务；

（三）了解工作场所产生或者可能产生的职业病危害因素、危害后果和应当采取的职业病防护措施；

（四）要求用人单位提供符合防治职业病要求的职业病防护设施和个人使用的职业病防护用品，改善工作条件；

（五）对违反职业病防治法律、法规以及危及生命健康的行为提出批评、检举和控告；

（六）拒绝违章指挥和强令进行没有职业病防护措施的作业；

（七）参与用人单位职业卫生工作的民主管理，对职业病防治工作提出意见和建议。

用人单位应当保障劳动者行使前款所列权利。因劳动者依法行使正当权利而降低其工资、福利等待遇或者解除、终止与其订立的劳动合同的，其行为无效。

第四十条　工会组织应当督促并协助用人单位开展职业卫生宣传教育和培训，有权对用人单位的职业病防治工作提出意见和建议，依法代表劳动者与用人单位签订劳动安全卫生专项集体合同，与用人单位就劳动者反映的有关职业病防治的问题进行协调并督促解决。

工会组织对用人单位违反职业病防治法律、法规，侵犯劳动者合法权益的行为，有权要求纠正；产生严重职业病危害时，有权要求采取防护措施，或者向政府有关部门建议采取强制性措施；发生职业病危害事故时，有权参与事故调查处理；发现危及劳动者生命健康的情形时，有权向用人单位建议组织劳动者撤离危险现场，用人单位应当立即作出处理。

第四十一条　用人单位按照职业病防治要求，用于预防和治理职业病危害、工作场所卫生检测、健康监护和职业卫生培训等费用，按照国家有关规定，在生产成本中据实列支。

第四十二条　职业卫生监督管理部门应当按照职责分工，加强对用人单位落实职业病防护管理措施情况的监督检查，依法行使职权，承担责任。

第四章　职业病诊断与职业病病人保障

第四十三条　职业病诊断应当由取得《医疗机构执业许可证》的医疗卫生机构承担。卫生行政部门应当加强对职业病诊断工作的规范管理，具体管理办法由国务院卫生行政部门制定。

承担职业病诊断的医疗卫生机构还应当具备下列条件：

（一）具有与开展职业病诊断相适应的医疗卫生技术人员；

（二）具有与开展职业病诊断相适应的仪器、设备；

（三）具有健全的职业病诊断质量管理制度。

承担职业病诊断的医疗卫生机构不得拒绝劳动者进行职业病诊断的要求。

第四十四条　劳动者可以在用人单位所在地、本人户籍所在地或者经常居住地依法承担职业病诊断的医疗卫生机构进行职业病诊断。

第四十五条　职业病诊断标准和职业病诊断、鉴定办法由国务院卫生行政部门制定。职业病伤残等级的鉴定办法由国务院劳动保障行政部门会同国务院卫生行政部门制定。

第四十六条 职业病诊断，应当综合分析下列因素：

（一）病人的职业史；

（二）职业病危害接触史和工作场所职业病危害因素情况；

（三）临床表现以及辅助检查结果等。

没有证据否定职业病危害因素与病人临床表现之间的必然联系的，应当诊断为职业病。

职业病诊断证明书应当由参与诊断的取得职业病诊断资格的执业医师签署，并经承担职业病诊断的医疗卫生机构审核盖章。

第四十七条 用人单位应当如实提供职业病诊断、鉴定所需的劳动者职业史和职业病危害接触史、工作场所职业病危害因素检测结果等资料；卫生行政部门应当监督检查和督促用人单位提供上述资料；劳动者和有关机构也应当提供与职业病诊断、鉴定有关的资料。

职业病诊断、鉴定机构需要了解工作场所职业病危害因素情况时，可以对工作场所进行现场调查，也可以向卫生行政部门提出，卫生行政部门应当在十日内组织现场调查。用人单位不得拒绝、阻挠。

第四十八条 职业病诊断、鉴定过程中，用人单位不提供工作场所职业病危害因素检测结果等资料的，诊断、鉴定机构应当结合劳动者的临床表现、辅助检查结果和劳动者的职业史、职业病危害接触史，并参考劳动者的自述、卫生行政部门提供的日常监督检查信息等，作出职业病诊断、鉴定结论。

劳动者对用人单位提供的工作场所职业病危害因素检测结果等资料有异议，或者因劳动者的用人单位解散、破产，无用人单位提供上述资料的，诊断、鉴定机构应当提请卫生行政部门进行调查，卫生行政部门应当自接到申请之日起三十日内对存在异议的资料或者工作场所职业病危害因素情况作出判定；有关部门应当配合。

第四十九条 职业病诊断、鉴定过程中，在确认劳动者职业史、职业病危害接触史时，当事人对劳动关系、工种、工作岗位或者在岗时间有争议的，可以向当地的劳动人事争议仲裁委员会申请仲裁；接到申请的劳动人事争议仲裁委员会应当受理，并在三十日内作出裁决。

当事人在仲裁过程中对自己提出的主张，有责任提供证据。劳动者无法提供由用人单位掌握管理的与仲裁主张有关的证据的，仲裁庭应当要求用人单位在指定期限内提供；用人单位在指定期限内不提供的，应当承担不利后果。

劳动者对仲裁裁决不服的，可以依法向人民法院提起诉讼。

用人单位对仲裁裁决不服的，可以在职业病诊断、鉴定程序结束之日起十五日内依法向人民法院提起诉讼；诉讼期间，劳动者的治疗费用按照职业病待遇规定的途径支付。

第五十条 用人单位和医疗卫生机构发现职业病病人或者疑似职业病病人时，应当及时向所在地卫生行政部门报告。确诊为职业病的，用人单位还应当向所在地劳动保障行政部门报告。接到报告的部门应当依法作出处理。

第五十一条 县级以上地方人民政府卫生行政部门负责本行政区域内的职业病统计报告的管理工作，并按照规定上报。

第五十二条 当事人对职业病诊断有异议的，可以向作出诊断的医疗卫生机构所在地地方人民政府卫生行政部门申请鉴定。

职业病诊断争议由设区的市级以上地方人民政府卫生行政部门根据当事人的申请，组织职业病诊断鉴定委员会进行鉴定。

当事人对设区的市级职业病诊断鉴定委员会的鉴定结论不服的，可以向省、自治区、直辖市人民政府卫生行政部门申请再鉴定。

第五十三条　职业病诊断鉴定委员会由相关专业的专家组成。

省、自治区、直辖市人民政府卫生行政部门应当设立相关的专家库，需要对职业病争议作出诊断鉴定时，由当事人或者当事人委托有关卫生行政部门从专家库中以随机抽取的方式确定参加诊断鉴定委员会的专家。

职业病诊断鉴定委员会应当按照国务院卫生行政部门颁布的职业病诊断标准和职业病诊断、鉴定办法进行职业病诊断鉴定，向当事人出具职业病诊断鉴定书。职业病诊断、鉴定费用由用人单位承担。

第五十四条　职业病诊断鉴定委员会组成人员应当遵守职业道德，客观、公正地进行诊断鉴定，并承担相应的责任。职业病诊断鉴定委员会组成人员不得私下接触当事人，不得收受当事人的财物或者其他好处，与当事人有利害关系的，应当回避。

人民法院受理有关案件需要进行职业病鉴定时，应当从省、自治区、直辖市人民政府卫生行政部门依法设立的相关的专家库中选取参加鉴定的专家。

第五十五条　医疗卫生机构发现疑似职业病病人时，应当告知劳动者本人并及时通知用人单位。

用人单位应当及时安排对疑似职业病病人进行诊断；在疑似职业病病人诊断或者医学观察期间，不得解除或者终止与其订立的劳动合同。

疑似职业病病人在诊断、医学观察期间的费用，由用人单位承担。

第五十六条　用人单位应当保障职业病病人依法享受国家规定的职业病待遇。

用人单位应当按照国家有关规定，安排职业病病人进行治疗、康复和定期检查。

用人单位对不适宜继续从事原工作的职业病病人，应当调离原岗位，并妥善安置。

用人单位对从事接触职业病危害的作业的劳动者，应当给予适当岗位津贴。

第五十七条 职业病病人的诊疗、康复费用，伤残以及丧失劳动能力的职业病病人的社会保障，按照国家有关工伤保险的规定执行。

第五十八条 职业病病人除依法享有工伤保险外，依照有关民事法律，尚有获得赔偿的权利的，有权向用人单位提出赔偿要求。

第五十九条 劳动者被诊断患有职业病，但用人单位没有依法参加工伤保险的，其医疗和生活保障由该用人单位承担。

第六十条 职业病病人变动工作单位，其依法享有的待遇不变。

用人单位在发生分立、合并、解散、破产等情形时，应当对从事接触职业病危害的作业的劳动者进行健康检查，并按照国家有关规定妥善安置职业病病人。

第六十一条 用人单位已经不存在或者无法确认劳动关系的职业病病人，可以向地方人民政府医疗保障、民政部门申请医疗救助和生活等方面的救助。

地方各级人民政府应当根据本地区的实际情况，采取其他措施，使前款规定的职业病病人获得医疗救治。

第五章 监 督 检 查

第六十二条 县级以上人民政府职业卫生监督管理部门依照职业病防治法律、法规、国家职业卫生标准和卫生要求，依据职责划分，对职业病防治工作进行监督检查。

第六十三条 卫生行政部门履行监督检查职责时，有权采取下列措施：

（一）进入被检查单位和职业病危害现场，了解情况，调查取证；

（二）查阅或者复制与违反职业病防治法律、法规的行为有关的资料和采集样品；

（三）责令违反职业病防治法律、法规的单位和个人停止违法行为。

第六十四条　发生职业病危害事故或者有证据证明危害状态可能导致职业病危害事故发生时，卫生行政部门可以采取下列临时控制措施：

（一）责令暂停导致职业病危害事故的作业；

（二）封存造成职业病危害事故或者可能导致职业病危害事故发生的材料和设备；

（三）组织控制职业病危害事故现场。

在职业病危害事故或者危害状态得到有效控制后，卫生行政部门应当及时解除控制措施。

第六十五条　职业卫生监督执法人员依法执行职务时，应当出示监督执法证件。

职业卫生监督执法人员应当忠于职守，秉公执法，严格遵守执法规范；涉及用人单位的秘密的，应当为其保密。

第六十六条　职业卫生监督执法人员依法执行职务时，被检查单位应当接受检查并予以支持配合，不得拒绝和阻碍。

第六十七条　卫生行政部门及其职业卫生监督执法人员履行职责时，不得有下列行为：

（一）对不符合法定条件的，发给建设项目有关证明文件、资质证明文件或者予以批准；

（二）对已经取得有关证明文件的，不履行监督检查职责；

（三）发现用人单位存在职业病危害的，可能造成职业病危害事故，不及时依法采取控制措施；

（四）其他违反本法的行为。

第六十八条　职业卫生监督执法人员应当依法经过资格认定。

职业卫生监督管理部门应当加强队伍建设，提高职业卫生监督执法人员的政治、业务素质，依照本法和其他有关法律、法规的规定，建立、健全内部监督制度，对其工作人员执行法律、法规和遵守纪律的情况，进行监督检查。

第六章　法　律　责　任

第六十九条　建设单位违反本法规定，有下列行为之一的，由卫生行政部门给予警告，责令限期改正；逾期不改正的，处十万元以上五十万元以下的罚款；情节严重的，责令停止产生职业病危害的作业，或者提请有关人民政府按照国务院规定的权限责令停建、关闭：

（一）未按照规定进行职业病危害预评价的；

（二）医疗机构可能产生放射性职业病危害的建设项目未按照规定提交放射性职业病危害预评价报告，或者放射性职业病危害预评价报告未经卫生行政部门审核同意，开工建设的；

（三）建设项目的职业病防护设施未按照规定与主体工程同时设计、同时施工、同时投入生产和使用的；

（四）建设项目的职业病防护设施设计不符合国家职业卫生标准和卫生要求，或者医疗机构放射性职业病危害严重的建设项目的防护设施设计未经卫生行政部门审查同意擅自施工的；

（五）未按照规定对职业病防护设施进行职业病危害控制效果评价的；

（六）建设项目竣工投入生产和使用前，职业病防护设施未按照规定验收合格的。

第七十条　违反本法规定，有下列行为之一的，由卫生行政部门给予警告，责令限期改正；逾期不改正的，处十万元以下的罚款：

（一）工作场所职业病危害因素检测、评价结果没有存档、上报、公布的；

（二）未采取本法第二十条规定的职业病防治管理措施的；

（三）未按照规定公布有关职业病防治的规章制度、操作规程、职业病危害事故应急救援措施的；

（四）未按照规定组织劳动者进行职业卫生培训，或者未对劳动者个人职业病防护采取指导、督促措施的；

（五）国内首次使用或者首次进口与职业病危害有关的化学材料，未按照规定报送毒性鉴定资料以及经有关部门登记注册或者批准进口的文件的。

第七十一条　用人单位违反本法规定，有下列行为之一的，由卫生行政部门责令限期改正，给予警告，可以并处五万元以上十万元以下的罚款：

（一）未按照规定及时、如实向卫生行政部门申报产生职业病危害的项目的；

（二）未实施由专人负责的职业病危害因素日常监测，或者监测系统不能正常监测的；

（三）订立或者变更劳动合同时，未告知劳动者职业病危害真实情况的；

（四）未按照规定组织职业健康检查、建立职业健康监护档案或者未将检查结果书面告知劳动者的；

（五）未依照本法规定在劳动者离开用人单位时提供职业健康监护档案复印件的。

第七十二条　用人单位违反本法规定，有下列行为之一的，由卫生行政部门给予警告，责令限期改正，逾期不改正的，处五万元以上二十万元以下的罚款；情节严重的，责令停止产生职业病危害的作业，或者提请有关人民政府按照国务院规定的权限责令关闭：

（一）工作场所职业病危害因素的强度或者浓度超过国家职业卫生标准的；

（二）未提供职业病防护设施和个人使用的职业病防护用品，或者提供的职业病防护设施和个人使用的职业病防护用品不符合国家职业卫生标准和卫生要求的；

（三）对职业病防护设备、应急救援设施和个人使用的职业病防护用品未按照规定进行维护、检修、检测，或者不能保持正常运行、使用状态的；

（四）未按照规定对工作场所职业病危害因素进行检测、评价的；

（五）工作场所职业病危害因素经治理仍然达不到国家职业卫生标准和卫生要求时，未停止存在职业病危害因素的作业的；

（六）未按照规定安排职业病病人、疑似职业病病人进行诊治的；

（七）发生或者可能发生急性职业病危害事故时，未立即采取应急救援和控制措施或者未按照规定及时报告的；

（八）未按照规定在产生严重职业病危害的作业岗位醒目位置设置警示标识和中文警示说明的；

（九）拒绝职业卫生监督管理部门监督检查的；

（十）隐瞒、伪造、篡改、毁损职业健康监护档案、工作场所职业病危害因素检测评价结果等相关资料，或者拒不提供职业病诊断、鉴定所需资料的；

（十一）未按照规定承担职业病诊断、鉴定费用和职业病病人的医疗、生活保障费用的。

第七十三条　向用人单位提供可能产生职业病危害的设备、材料，未按照规定提供中文说明书或者设置警示标识和中文警示说明的，由卫生行政部门责令限期改正，给予警告，并处五万元以上二十万元以下的罚款。

第七十四条　用人单位和医疗卫生机构未按照规定报告职业病、疑似职业病的，由有关主管部门依据职责分工责令限期改正，给予警告，可以并处一万元以下的罚款；弄虚作假的，并处二万元以上五万元以下的罚款；对直接负责的主管人员和其他直接责任人员，可以依法给予降级或者撤职的处分。

第七十五条　违反本法规定，有下列情形之一的，由卫生行政部门责令限期治理，并处五万元以上三十万元以下的罚款；情节严重的，责令停止产生职业病危害的作业，或者提请有关人民政府按照国务院规定的权限责令关闭：

（一）隐瞒技术、工艺、设备、材料所产生的职业病危害而采用的；

（二）隐瞒本单位职业卫生真实情况的；

（三）可能发生急性职业损伤的有毒、有害工作场所、放射工作场所或者放射性同位素的运输、贮存不符合本法第二十五条规定的；

（四）使用国家明令禁止使用的可能产生职业病危害的设备或者材料的；

（五）将产生职业病危害的作业转移给没有职业病防护条件的单位和个人，或者没有职业病防护条件的单位和个人接受产生职业病危害的作业的；

（六）擅自拆除、停止使用职业病防护设备或者应急救援设施的；

（七）安排未经职业健康检查的劳动者、有职业禁忌的劳动者、未成年工或者孕期、哺乳期女职工从事接触职业病危害的作业或者禁忌作业的；

（八）违章指挥和强令劳动者进行没有职业病防护措施的作业的。

第七十六条 生产、经营或者进口国家明令禁止使用的可能产生职业病危害的设备或者材料的，依照有关法律、行政法规的规定给予处罚。

第七十七条 用人单位违反本法规定，已经对劳动者生命健康造成严重损害的，由卫生行政部门责令停止产生职业病危害的作业，或者提请有关人民政府按照国务院规定的权限责令关闭，并处十万元以上五十万元以下的罚款。

第七十八条 用人单位违反本法规定，造成重大职业病危害事故或者其他严重后果，构成犯罪的，对直接负责的主管人员和其他直接责任人员，依法追究刑事责任。

第七十九条 未取得职业卫生技术服务资质认可擅自从事职业卫生技术服务的，由卫生行政部门责令立即停止违法行为，没收违法所得；违法所得五千元以上的，并处违法所得二倍以上十倍以下的罚款；没有违法所得或者违法所得不足五千元的，并处五千元以上五万元以下的罚款；情节严重的，对直接负责的主管人员和其他直接责任人员，依法给予降级、撤职或者开除的处分。

第八十条 从事职业卫生技术服务的机构和承担职业病诊断的医疗卫生机构违反本法规定，有下列行为之一的，由卫生行政部门责令立即停止违法行为，给予警告，没收违法所得；违法所得五千元以上的，并处违法所得二倍以上五倍以下的罚款；没有违法所得或者违法所得不足五千元的，并处五千元以上二万元以下的罚款；情节严重的，由原认可或者登记机关取消其相应的资格；对直接负责的主管人员和其他直接责任人员，依法给予降级、撤职或者开除的处分；构成犯罪的，依法追究刑事责任：

（一）超出资质认可或者诊疗项目登记范围从事职业卫生技术服务或

者职业病诊断的；

（二）不按照本法规定履行法定职责的；

（三）出具虚假证明文件的。

第八十一条　职业病诊断鉴定委员会组成人员收受职业病诊断争议当事人的财物或者其他好处的，给予警告，没收收受的财物，可以并处三千元以上五万元以下的罚款，取消其担任职业病诊断鉴定委员会组成人员的资格，并从省、自治区、直辖市人民政府卫生行政部门设立的专家库中予以除名。

第八十二条　卫生行政部门不按照规定报告职业病和职业病危害事故的，由上一级行政部门责令改正，通报批评，给予警告；虚报、瞒报的，对单位负责人、直接负责的主管人员和其他直接责任人员依法给予降级、撤职或者开除的处分。

第八十三条　县级以上地方人民政府在职业病防治工作中未依照本法履行职责，本行政区域出现重大职业病危害事故、造成严重社会影响的，依法对直接负责的主管人员和其他直接责任人员给予记大过直至开除的处分。

县级以上人民政府职业卫生监督管理部门不履行本法规定的职责，滥用职权、玩忽职守、徇私舞弊，依法对直接负责的主管人员和其他直接责任人员给予记大过或者降级的处分；造成职业病危害事故或者其他严重后果的，依法给予撤职或者开除的处分。

第八十四条　违反本法规定，构成犯罪的，依法追究刑事责任。

第七章　附　　则

第八十五条　本法下列用语的含义：

职业病危害，是指对从事职业活动的劳动者可能导致职业病的各种危害。职业病危害因素包括：职业活动中存在的各种有害的化学、物理、生物因素以及在作业过程中产生的其他职业有害因素。

职业禁忌，是指劳动者从事特定职业或者接触特定职业病危害因素时，比一般职业人群更易于遭受职业病危害和罹患职业病或者可能导致原有自身疾病病情加重，或者在从事作业过程中诱发可能导致对他人生命健康构成危险的疾病的个人特殊生理或者病理状态。

第八十六条　本法第二条规定的用人单位以外的单位，产生职业病危害的，其职业病防治活动可以参照本法执行。

劳务派遣用工单位应当履行本法规定的用人单位的义务。

中国人民解放军参照执行本法的办法，由国务院、中央军事委员会制定。

第八十七条　对医疗机构放射性职业病危害控制的监督管理，由卫生行政部门依照本法的规定实施。

第八十八条　本法自 2002 年 5 月 1 日起施行。

附录二 使用有毒物品作业场所
劳动保护条例

中华人民共和国国务院令

第 352 号

第一章 总 则

第一条 为了保证作业场所安全使用有毒物品，预防、控制和消除职业中毒危害，保护劳动者的生命安全、身体健康及其相关权益，根据职业病防治法和其他有关法律、行政法规的规定，制定本条例。

第二条 作业场所使用有毒物品可能产生职业中毒危害的劳动保护，适用本条例。

第三条 按照有毒物品产生的职业中毒危害程度，有毒物品分为一般有毒物品和高毒物品。国家对作业场所使用高毒物品实行特殊管理。

一般有毒物品目录、高毒物品目录由国务院卫生行政部门会同有关部门依据国家标准制定、调整并公布。

第四条 从事使用有毒物品作业的用人单位（以下简称用人单位）应当使用符合国家标准的有毒物品，不得在作业场所使用国家明令禁止使用的有毒物品或者使用不符合国家标准的有毒物品。

用人单位应当尽可能使用无毒物品；需要使用有毒物品的，应当优先选择使用低毒物品。

第五条 用人单位应当依照本条例和其他有关法律、行政法规的规定，采取有效的防护措施，预防职业中毒事故的发生，依法参加工伤保险，保障劳动者的生命安全和身体健康。

第六条　国家鼓励研制、开发、推广、应用有利于预防、控制、消除职业中毒危害和保护劳动者健康的新技术、新工艺、新材料；限制使用或者淘汰有关职业中毒危害严重的技术、工艺、材料；加强对有关职业病的机理和发生规律的基础研究，提高有关职业病防治科学技术水平。

第七条　禁止使用童工。

用人单位不得安排未成年人和孕期、哺乳期的女职工从事使用有毒物品的作业。

第八条　工会组织应当督促并协助用人单位开展职业卫生宣传教育和培训，对用人单位的职业卫生工作提出意见和建议，与用人单位就劳动者反映的职业病防治问题进行协调并督促解决。

工会组织对用人单位违反法律、法规，侵犯劳动者合法权益的行为，有权要求纠正；产生严重职业中毒危害时，有权要求用人单位采取防护措施，或者向政府有关部门建议采取强制性措施；发生职业中毒事故时，有权参与事故调查处理；发现危及劳动者生命、健康的情形时，有权建议用人单位组织劳动者撤离危险现场，用人单位应当立即做出处理。

第九条　县级以上人民政府卫生行政部门及其他有关行政部门应当依据各自的职责，监督用人单位严格遵守本条例和其他有关法律、法规的规定，加强作业场所使用有毒物品的劳动保护，防止职业中毒事故发生，确保劳动者依法享有的权利。

第十条　各级人民政府应当加强对使用有毒物品作业场所职业卫生安全及相关劳动保护工作的领导，督促、支持卫生行政部门及其他有关行政部门依法履行监督检查职责，及时协调、解决有关重大问题；在发生职业中毒事故时，应当采取有效措施，控制事故危害的蔓延并消除事故危害，并妥善处理有关善后工作。

第二章　作业场所的预防措施

第十一条　用人单位的设立，应当符合有关法律、行政法规规定的设立条件，并依法办理有关手续，取得营业执照。

用人单位的使用有毒物品作业场所，除应当符合职业病防治法规定的职业卫生要求外，还必须符合下列要求：

（一）作业场所与生活场所分开，作业场所不得住人；

（二）有害作业与无害作业分开，高毒作业场所与其他作业场所隔离；

（三）设置有效的通风装置；可能突然泄漏大量有毒物品或者易造成急性中毒的作业场所，设置自动报警装置和事故通风设施；

（四）高毒作业场所设置应急撤离通道和必要的泄险区。

用人单位及其作业场所符合前两款规定的，由卫生行政部门发给职业卫生安全许可证，方可从事使用有毒物品的作业。

第十二条　使用有毒物品作业场所应当设置黄色区域警示线、警示标识和中文警示说明。警示说明应当载明产生职业中毒危害的种类、后果、预防以及应急救治措施等内容。

高毒作业场所应当设置红色区域警示线、警示标识和中文警示说明，并设置通讯报警设备。

第十三条　新建、扩建、改建的建设项目和技术改造、技术引进项目（以下统称建设项目），可能产生职业中毒危害的，应当依照职业病防治法的规定进行职业中毒危害预评价，并经卫生行政部门审核同意；可能产生职业中毒危害的建设项目的职业中毒危害防护设施应当与主体工程同时设计，同时施工，同时投入生产和使用；建设项目竣工，应当进行职业中毒危害控制效果评价，并经卫生行政部门验收合格。

存在高毒作业的建设项目的职业中毒危害防护设施设计，应当经卫生行政部门进行卫生审查；经审查，符合国家职业卫生标准和卫生要求的，方可施工。

第十四条　用人单位应当按照国务院卫生行政部门的规定，向卫生行政部门及时、如实申报存在职业中毒危害项目。

从事使用高毒物品作业的用人单位，在申报使用高毒物品作业项目时，应当向卫生行政部门提交下列有关资料：

（一）职业中毒危害控制效果评价报告；

（二）职业卫生管理制度和操作规程等材料；

（三）职业中毒事故应急救援预案。

从事使用高毒物品作业的用人单位变更所使用的高毒物品品种的，应当依照前款规定向原受理申报的卫生行政部门重新申报。

第十五条　用人单位变更名称、法定代表人或者负责人的，应当向原受理申报的卫生行政部门备案。

第十六条　从事使用高毒物品作业的用人单位，应当配备应急救援人员和必要的应急救援器材、设备，制定事故应急救援预案，并根据实际情况变化对应急救援预案适时进行修订，定期组织演练。事故应急救援预案和演练记录应当报当地卫生行政部门、安全生产监督管理部门和公安部门备案。

第三章　劳动过程的防护

第十七条　用人单位应当依照职业病防治法的有关规定，采取有效的职业卫生防护管理措施，加强劳动过程中的防护与管理。

从事使用高毒物品作业的用人单位，应当配备专职的或者兼职的职业卫生医师和护士；不具备配备专职的或者兼职的职业卫生医师和护士条件的，应当与依法取得资质认证的职业卫生技术服务机构签订合同，由其提供职业卫生服务。

第十八条　用人单位应当与劳动者订立劳动合同，将工作过程中可能产生的职业中毒危害及其后果、职业中毒危害防护措施和待遇等如实告知劳动者，并在劳动合同中写明，不得隐瞒或者欺骗。

劳动者在已订立劳动合同期间因工作岗位或者工作内容变更，从事劳动合同中未告知的存在职业中毒危害的作业时，用人单位应当依照前款规定，如实告知劳动者，并协商变更原劳动合同有关条款。

用人单位违反前两款规定的，劳动者有权拒绝从事存在职业中毒危害的作业，用人单位不得因此单方面解除或者终止与劳动者所订立的劳动合同。

第十九条　用人单位有关管理人员应当熟悉有关职业病防治的法律、法规以及确保劳动者安全使用有毒物品作业的知识。

用人单位应当对劳动者进行上岗前的职业卫生培训和在岗期间的定期职业卫生培训，普及有关职业卫生知识，督促劳动者遵守有关法律、法规和操作规程，指导劳动者正确使用职业中毒危害防护设备和个人使用的职业中毒危害防护用品。

劳动者经培训考核合格，方可上岗作业。

第二十条　用人单位应当确保职业中毒危害防护设备、应急救援设施、通讯报警装置处于正常适用状态，不得擅自拆除或者停止运行。

用人单位应当对前款所列设施进行经常性的维护、检修，定期检测其性能和效果，确保其处于良好运行状态。

职业中毒危害防护设备、应急救援设施和通讯报警装置处于不正常状态时，用人单位应当立即停止使用有毒物品作业；恢复正常状态后，方可重新作业。

第二十一条　用人单位应当为从事使用有毒物品作业的劳动者提供符合国家职业卫生标准的防护用品，并确保劳动者正确使用。

第二十二条　有毒物品必须附具说明书，如实载明产品特性、主要成分、存在的职业中毒危害因素、可能产生的危害后果、安全使用注意事项、职业中毒危害防护以及应急救治措施等内容；没有说明书或者说明书不符合要求的，不得向用人单位销售。

用人单位有权向生产、经营有毒物品的单位索取说明书。

第二十三条　有毒物品的包装应当符合国家标准，并以易于劳动者理解的方式加贴或者拴挂有毒物品安全标签。有毒物品的包装必须有醒目的警示标识和中文警示说明。

经营、使用有毒物品的单位，不得经营、使用没有安全标签、警示标识和中文警示说明的有毒物品。

第二十四条　用人单位维护、检修存在高毒物品的生产装置，必须事先制订维护、检修方案，明确职业中毒危害防护措施，确保维护、检修人员的生命安全和身体健康。

维护、检修存在高毒物品的生产装置，必须严格按照维护、检修方案和操作规程进行。维护、检修现场应当有专人监护，并设置警示标志。

第二十五条　需要进入存在高毒物品的设备、容器或者狭窄封闭场所作业时，用人单位应当事先采取下列措施：

（一）保持作业场所良好的通风状态，确保作业场所职业中毒危害因素浓度符合国家职业卫生标准；

（二）为劳动者配备符合国家职业卫生标准的防护用品；

（三）设置现场监护人员和现场救援设备。

未采取前款规定措施或者采取的措施不符合要求的，用人单位不得安排劳动者进入存在高毒物品的设备、容器或者狭窄封闭场所作业。

第二十六条 用人单位应当按照国务院卫生行政部门的规定，定期对使用有毒物品作业场所职业中毒危害因素进行检测、评价。检测、评价结果存入用人单位职业卫生档案，定期向所在地卫生行政部门报告并向劳动者公布。

从事使用高毒物品作业的用人单位应当至少每一个月对高毒作业场所进行一次职业中毒危害因素检测；至少每半年进行一次职业中毒危害控制效果评价。

高毒作业场所职业中毒危害因素不符合国家职业卫生标准和卫生要求时，用人单位必须立即停止高毒作业，并采取相应的治理措施；经治理，职业中毒危害因素符合国家职业卫生标准和卫生要求的，方可重新作业。

第二十七条 从事使用高毒物品作业的用人单位应当设置淋浴间和更衣室，并设置清洗、存放或者处理从事使用高毒物品作业劳动者的工作服、工作鞋帽等物品的专用间。

劳动者结束作业时，其使用的工作服、工作鞋帽等物品必须存放在高毒作业区域内，不得穿戴到非高毒作业区域。

第二十八条 用人单位应当按照规定对从事使用高毒物品作业的劳动者进行岗位轮换。

用人单位应当为从事使用高毒物品作业的劳动者提供岗位津贴。

第二十九条 用人单位转产、停产、停业或者解散、破产的，应当采取有效措施，妥善处理留存或者残留有毒物品的设备、包装物和容器。

第三十条 用人单位应当对本单位执行本条例规定的情况进行经常性的监督检查；发现问题，应当及时依照本条例规定的要求进行处理。

第四章　职业健康监护

第三十一条　用人单位应当组织从事使用有毒物品作业的劳动者进行上岗前职业健康检查。

用人单位不得安排未经上岗前职业健康检查的劳动者从事使用有毒物品的作业，不得安排有职业禁忌的劳动者从事其所禁忌的作业。

第三十二条　用人单位应当对从事使用有毒物品作业的劳动者进行定期职业健康检查。

用人单位发现有职业禁忌或者有与所从事职业相关的健康损害的劳动者，应当将其及时调离原工作岗位，并妥善安置。

用人单位对需要复查和医学观察的劳动者，应当按照体检机构的要求安排其复查和医学观察。

第三十三条　用人单位应当对从事使用有毒物品作业的劳动者进行离岗时的职业健康检查；对离岗时未进行职业健康检查的劳动者，不得解除或者终止与其订立的劳动合同。

用人单位发生分立、合并、解散、破产等情形的，应当对从事使用有毒物品作业的劳动者进行健康检查，并按照国家有关规定妥善安置职业病病人。

第三十四条　用人单位对受到或者可能受到急性职业中毒危害的劳动者，应当及时组织进行健康检查和医学观察。

第三十五条　劳动者职业健康检查和医学观察的费用，由用人单位承担。

第三十六条　用人单位应当建立职业健康监护档案。

职业健康监护档案应当包括下列内容：

（一）劳动者的职业史和职业中毒危害接触史；

（二）相应作业场所职业中毒危害因素监测结果；

（三）职业健康检查结果及处理情况；

（四）职业病诊疗等劳动者健康资料。

第五章　劳动者的权利与义务

第三十七条　从事使用有毒物品作业的劳动者在存在威胁生命安全或者身体健康危险的情况下，有权通知用人单位并从使用有毒物品造成的危险现场撤离。

用人单位不得因劳动者依据前款规定行使权利，而取消或者减少劳动者在正常工作时享有的工资、福利待遇。

第三十八条　劳动者享有下列职业卫生保护权利：

（一）获得职业卫生教育、培训；

（二）获得职业健康检查、职业病诊疗、康复等职业病防治服务；

（三）了解工作场所产生或者可能产生的职业中毒危害因素、危害后果和应当采取的职业中毒危害防护措施；

（四）要求用人单位提供符合防治职业病要求的职业中毒危害防护设施和个人使用的职业中毒危害防护用品，改善工作条件；

（五）对违反职业病防治法律、法规，危及生命、健康的行为提出批评、检举和控告；

（六）拒绝违章指挥和强令进行没有职业中毒危害防护措施的作业；

（七）参与用人单位职业卫生工作的民主管理，对职业病防治工作提出意见和建议。

用人单位应当保障劳动者行使前款所列权利。禁止因劳动者依法行使正当权利而降低其工资、福利等待遇或者解除、终止与其订立的劳动合同。

第三十九条　劳动者有权在正式上岗前从用人单位获得下列资料：

（一）作业场所使用的有毒物品的特性、有害成分、预防措施、教育和培训资料；

（二）有毒物品的标签、标识及有关资料；

（三）有毒物品安全使用说明书；

（四）可能影响安全使用有毒物品的其他有关资料。

第四十条　劳动者有权查阅、复印其本人职业健康监护档案。

劳动者离开用人单位时，有权索取本人健康监护档案复印件；用人单位应当如实、无偿提供，并在所提供的复印件上签章。

第四十一条　用人单位按照国家规定参加工伤保险的，患职业病的劳动者有权按照国家有关工伤保险的规定，享受下列工伤保险待遇：

（一）医疗费：因患职业病进行诊疗所需费用，由工伤保险基金按照规定标准支付；

（二）住院伙食补助费：由用人单位按照当地因公出差伙食标准的一定比例支付；

（三）康复费：由工伤保险基金按照规定标准支付；

（四）残疾用具费：因残疾需要配置辅助器具的，所需费用由工伤保险基金按照普及型辅助器具标准支付；

（五）停工留薪期待遇：原工资、福利待遇不变，由用人单位支付；

（六）生活护理补助费：经评残并确认需要生活护理的，生活护理补助费由工伤保险基金按照规定标准支付；

（七）一次性伤残补助金：经鉴定为十级至一级伤残的，按照伤残等级享受相当于6个月至24个月的本人工资的一次性伤残补助金，由工伤保险基金支付；

（八）伤残津贴：经鉴定为四级至一级伤残的，按照规定享受相当于本人工资 75% 至 90% 的伤残津贴，由工伤保险基金支付；

（九）死亡补助金：因职业中毒死亡的，由工伤保险基金按照不低于 48 个月的统筹地区上年度职工月平均工资的标准一次支付；

（十）丧葬补助金：因职业中毒死亡的，由工伤保险基金按照 6 个月的统筹地区上年度职工月平均工资的标准一次支付；

（十一）供养亲属抚恤金：因职业中毒死亡的，对由死者生前提供主要生活来源的亲属由工伤保险基金支付抚恤金：对其配偶每月按照统筹地区上年度职工月平均工资的 40% 发给，对其生前供养的直系亲属每人每月按照统筹地区上年度职工月平均工资的 30% 发给；

（十二）国家规定的其他工伤保险待遇。

本条例施行后，国家对工伤保险待遇的项目和标准作出调整时，从其规定。

第四十二条　用人单位未参加工伤保险的，其劳动者从事有毒物品作业患职业病的，用人单位应当按照国家有关工伤保险规定的项目和标准，保证劳动者享受工伤待遇。

第四十三条　用人单位无营业执照以及被依法吊销营业执照，其劳动者从事使用有毒物品作业患职业病的，应当按照国家有关工伤保险规定的项目和标准，给予劳动者一次性赔偿。

第四十四条　用人单位分立、合并的，承继单位应当承担由原用人单位对患职业病的劳动者承担的补偿责任。

用人单位解散、破产的，应当依法从其清算财产中优先支付患职业病的劳动者的补偿费用。

第四十五条　劳动者除依法享有工伤保险外，依照有关民事法律的规定，尚有获得赔偿的权利的，有权向用人单位提出赔偿要求。

第四十六条　劳动者应当学习和掌握相关职业卫生知识，遵守有关劳动保护的法律、法规和操作规程,正确使用和维护职业中毒危害防护设施及其用品;发现职业中毒事故隐患时,应当及时报告。

作业场所出现使用有毒物品产生的危险时,劳动者应当采取必要措施,按照规定正确使用防护设施,将危险加以消除或者减少到最低限度。

第六章 监 督 管 理

第四十七条 县级以上人民政府卫生行政部门应当依照本条例的规定和国家有关职业卫生要求,依据职责划分,对作业场所使用有毒物品作业及职业中毒危害检测、评价活动进行监督检查。

卫生行政部门实施监督检查,不得收取费用,不得接受用人单位的财物或者其他利益。

第四十八条 卫生行政部门应当建立、健全监督制度,核查反映用人单位有关劳动保护的材料,履行监督责任。

用人单位应当向卫生行政部门如实、具体提供反映有关劳动保护的材料;必要时,卫生行政部门可以查阅或者要求用人单位报送有关材料。

第四十九条 卫生行政部门应当监督用人单位严格执行有关职业卫生规范。

卫生行政部门应当依照本条例的规定对使用有毒物品作业场所的职业卫生防护设备、设施的防护性能进行定期检验和不定期的抽查;发现职业卫生防护设备、设施存在隐患时,应当责令用人单位立即消除隐患;消除隐患期间,应当责令其停止作业。

第五十条 卫生行政部门应当采取措施,鼓励对用人单位的违法行为进行举报、投诉、检举和控告。

卫生行政部门对举报、投诉、检举和控告应当及时核实,依法作出处理,并将处理结果予以公布。

卫生行政部门对举报人、投诉人、检举人和控告人负有保密的义务。

第五十一条　卫生行政部门执法人员依法执行职务时，应当出示执法证件。

卫生行政部门执法人员应当忠于职守，秉公执法；涉及用人单位秘密的，应当为其保密。

第五十二条　卫生行政部门依法实施罚款的行政处罚，应当依照有关法律、行政法规的规定，实施罚款决定与罚款收缴分离；收缴的罚款以及依法没收的经营所得，必须全部上缴国库。

第五十三条　卫生行政部门履行监督检查职责时，有权采取下列措施：

（一）进入用人单位和使用有毒物品作业场所现场，了解情况，调查取证，进行抽样检查、检测、检验，进行实地检查；

（二）查阅或者复制与违反本条例行为有关的资料，采集样品；

（三）责令违反本条例规定的单位和个人停止违法行为。

第五十四条　发生职业中毒事故或者有证据证明职业中毒危害状态可能导致事故发生时，卫生行政部门有权采取下列临时控制措施：

（一）责令暂停导致职业中毒事故的作业；

（二）封存造成职业中毒事故或者可能导致事故发生的物品；

（三）组织控制职业中毒事故现场。

在职业中毒事故或者危害状态得到有效控制后，卫生行政部门应当及时解除控制措施。

第五十五条　卫生行政部门执法人员依法执行职务时，被检查单位应当接受检查并予以支持、配合，不得拒绝和阻碍。

第五十六条　卫生行政部门应当加强队伍建设，提高执法人员的政治、业务素质，依照本条例的规定，建立、健全内部监督制度，对执法人员执行法律、法规和遵守纪律的情况进行监督检查。

第七章　罚　　则

第五十七条　卫生行政部门的工作人员有下列行为之一，导致职业中毒事故发生的，依照刑法关于滥用职权罪、玩忽职守罪或者其他罪的规定，依法追究刑事责任；造成职业中毒危害但尚未导致职业中毒事故发生，不够刑事处罚的，根据不同情节，依法给予降级、撤职或者开除的行政处分：

（一）对不符合本条例规定条件的涉及使用有毒物品作业事项，予以批准的；

（二）发现用人单位擅自从事使用有毒物品作业，不予取缔的；

（三）对依法取得批准的用人单位不履行监督检查职责，发现其不再具备本条例规定的条件而不撤销原批准或者发现违反本条例的其他行为不予查处的；

（四）发现用人单位存在职业中毒危害，可能造成职业中毒事故，不及时依法采取控制措施的。

第五十八条　用人单位违反本条例的规定，有下列情形之一的，由卫生行政部门给予警告，责令限期改正，处 10 万元以上 50 万元以下的罚款；逾期不改正的，提请有关人民政府按照国务院规定的权限责令停建、予以关闭；造成严重职业中毒危害或者导致职业中毒事故发生的，对负有责任的主管人员和其他直接责任人员依照刑法关于重大劳动安全事故罪或者其他罪的规定，依法追究刑事责任：

（一）可能产生职业中毒危害的建设项目，未依照职业病防治法的规定进行职业中毒危害预评价，或者预评价未经卫生行政部门审核同意，擅自开工的；

（二）职业卫生防护设施未与主体工程同时设计，同时施工，同时投入生产和使用的；

（三）建设项目竣工，未进行职业中毒危害控制效果评价，或者未经卫生行政部门验收或者验收不合格，擅自投入使用的；

（四）存在高毒作业的建设项目的防护设施设计未经卫生行政部门审查同意，擅自施工的。

第五十九条　用人单位违反本条例的规定，有下列情形之一的，由卫生行政部门给予警告，责令限期改正，处5万元以上20万元以下的罚款；逾期不改正的，提请有关人民政府按照国务院规定的权限予以关闭；造成严重职业中毒危害或者导致职业中毒事故发生的，对负有责任的主管人员和其他直接责任人员依照刑法关于重大劳动安全事故罪或者其他罪的规定，依法追究刑事责任：

（一）使用有毒物品作业场所未按照规定设置警示标识和中文警示说明的；

（二）未对职业卫生防护设备、应急救援设施、通讯报警装置进行维护、检修和定期检测，导致上述设施处于不正常状态的；

（三）未依照本条例的规定进行职业中毒危害因素检测和职业中毒危害控制效果评价的；

（四）高毒作业场所未按照规定设置撤离通道和泄险区的；

（五）高毒作业场所未按照规定设置警示线的；

（六）未向从事使用有毒物品作业的劳动者提供符合国家职业卫生标准的防护用品，或者未保证劳动者正确使用的。

第六十条　用人单位违反本条例的规定，有下列情形之一的，由卫生行政部门给予警告，责令限期改正，处5万元以上30万元以下的罚款；逾期不改正的，提请有关人民政府按照国务院规定的权限予以关闭；造成严重职业中毒危害或者导致职业中毒事故发生的，对负有责任的主管人员和其他直接责任人员依照刑法关于重大责任事故罪、重大劳动安全事故罪或者其他罪的规定，依法追究刑事责任：

（一）使用有毒物品作业场所未设置有效通风装置的，或者可能突然泄漏大量有毒物品或者易造成急性中毒的作业场所未设置自动报警装置或者事故通风设施的；

（二）职业卫生防护设备、应急救援设施、通讯报警装置处于不正常状态而不停止作业，或者擅自拆除或者停止运行职业卫生防护设备、应急救援设施、通讯报警装置的。

第六十一条　从事使用高毒物品作业的用人单位违反本条例的规定，有下列行为之一的，由卫生行政部门给予警告，责令限期改正，处 5 万元以上 20 万元以下的罚款；逾期不改正的，提请有关人民政府按照国务院规定的权限予以关闭；造成严重职业中毒危害或者导致职业中毒事故发生的，对负有责任的主管人员和其他直接责任人员依照刑法关于重大责任事故罪或者其他罪的规定，依法追究刑事责任：

（一）作业场所职业中毒危害因素不符合国家职业卫生标准和卫生要求而不立即停止高毒作业并采取相应的治理措施的，或者职业中毒危害因素治理不符合国家职业卫生标准和卫生要求重新作业的；

（二）未依照本条例的规定维护、检修存在高毒物品的生产装置的；

（三）未采取本条例规定的措施，安排劳动者进入存在高毒物品的设备、容器或者狭窄封闭场所作业的。

第六十二条　在作业场所使用国家明令禁止使用的有毒物品或者使用不符合国家标准的有毒物品的，由卫生行政部门责令立即停止使用，处 5 万元以上 30 万元以下的罚款；情节严重的，责令停止使用有毒物品作业，或者提请有关人民政府按照国务院规定的权限予以关闭；造成严重职业中毒危害或者导致职业中毒事故发生的，对负有责任的主管人员和其他直接责任人员依照刑法关于危险物品肇事罪、重大责任事故罪或者其他罪的规定，依法追究刑事责任。

第六十三条　用人单位违反本条例的规定，有下列行为之一的，由卫生行政部门给予警告，责令限期改正；逾期不改正的，处5万元以上30万元以下的罚款；造成严重职业中毒危害或者导致职业中毒事故发生的，对负有责任的主管人员和其他直接责任人员依照刑法关于重大责任事故罪或者其他罪的规定，依法追究刑事责任：

（一）使用未经培训考核合格的劳动者从事高毒作业的；

（二）安排有职业禁忌的劳动者从事所禁忌的作业的；

（三）发现有职业禁忌或者有与所从事职业相关的健康损害的劳动者，未及时调离原工作岗位，并妥善安置的；

（四）安排未成年人或者孕期、哺乳期的女职工从事使用有毒物品作业的；

（五）使用童工的。

第六十四条　违反本条例的规定，未经许可，擅自从事使用有毒物品作业的，由工商行政管理部门、卫生行政部门依据各自职权予以取缔；造成职业中毒事故的，依照刑法关于危险物品肇事罪或者其他罪的规定，依法追究刑事责任；尚不够刑事处罚的，由卫生行政部门没收经营所得，并处经营所得3倍以上5倍以下的罚款；对劳动者造成人身伤害的，依法承担赔偿责任。

第六十五条　从事使用有毒物品作业的用人单位违反本条例的规定，在转产、停产、停业或者解散、破产时未采取有效措施，妥善处理留存或者残留高毒物品的设备、包装物和容器的，由卫生行政部门责令改正，处2万元以上10万元以下的罚款；触犯刑律的，对负有责任的主管人员和其他直接责任人员依照刑法关于重大环境污染事故罪、危险物品肇事罪或者其他罪的规定，依法追究刑事责任。

第六十六条　用人单位违反本条例的规定，有下列情形之一的，由卫生行政部门给予警告，责令限期改正，处5000元以上2万元以下的罚款；逾期不改正的，责令停止使用有毒物品作业，或者提请有关人民政府按照国务院规定的权限予以关闭；造成严重职业中毒危害或者导致职业中毒事故发生的，对负有责任的主管人员和其他直接责任人员依照刑法关于重大劳动安全事故罪、危险物品肇事罪或者其他罪的规定，依法追究刑事责任：

（一）使用有毒物品作业场所未与生活场所分开或者在作业场所住人的；

（二）未将有害作业与无害作业分开的；

（三）高毒作业场所未与其他作业场所有效隔离的；

（四）从事高毒作业未按照规定配备应急救援设施或者制定事故应急救援预案的。

第六十七条　用人单位违反本条例的规定，有下列情形之一的，由卫生行政部门给予警告，责令限期改正，处2万元以上5万元以下的罚款；逾期不改正的，提请有关人民政府按照国务院规定的权限予以关闭：

（一）未按照规定向卫生行政部门申报高毒作业项目的；

（二）变更使用高毒物品品种，未按照规定向原受理申报的卫生行政部门重新申报，或者申报不及时、有虚假的。

第六十八条　用人单位违反本条例的规定，有下列行为之一的，由卫生行政部门给予警告，责令限期改正，处2万元以上5万元以下的罚款；逾期不改正的，责令停止使用有毒物品作业，或者提请有关人民政府按照国务院规定的权限予以关闭：

（一）未组织从事使用有毒物品作业的劳动者进行上岗前职业健康检查，安排未经上岗前职业健康检查的劳动者从事使用有毒物品作业的；

（二）未组织从事使用有毒物品作业的劳动者进行定期职业健康检查的；

（三）未组织从事使用有毒物品作业的劳动者进行离岗职业健康检查的；

（四）对未进行离岗职业健康检查的劳动者，解除或者终止与其订立的劳动合同的；

（五）发生分立、合并、解散、破产情形，未对从事使用有毒物品作业的劳动者进行健康检查，并按照国家有关规定妥善安置职业病病人的；

（六）对受到或者可能受到急性职业中毒危害的劳动者，未及时组织进行健康检查和医学观察的；

（七）未建立职业健康监护档案的；

（八）劳动者离开用人单位时，用人单位未如实、无偿提供职业健康监护档案的；

（九）未依照职业病防治法和本条例的规定将工作过程中可能产生的职业中毒危害及其后果、有关职业卫生防护措施和待遇等如实告知劳动者并在劳动合同中写明的；

（十）劳动者在存在威胁生命、健康危险的情况下，从危险现场中撤离，而被取消或者减少应当享有的待遇的。

第六十九条　用人单位违反本条例的规定，有下列行为之一的，由卫生行政部门给予警告，责令限期改正，处5000元以上2万元以下的罚款；逾期不改正的，责令停止使用有毒物品作业，或者提请有关人民政府按照国务院规定的权限予以关闭：

（一）未按照规定配备或者聘请职业卫生医师和护士的；

（二）未为从事使用高毒物品作业的劳动者设置淋浴间、更衣室或者未设置清洗、存放和处理工作服、工作鞋帽等物品的专用间，或者不能正常使用的；

（三）未安排从事使用高毒物品作业一定年限的劳动者进行岗位轮换的。

第八章　附　　则

第七十条　涉及作业场所使用有毒物品可能产生职业中毒危害的劳动保护的有关事项，本条例未作规定的，依照职业病防治法和其他有关法律、行政法规的规定执行。

有毒物品的生产、经营、储存、运输、使用和废弃处置的安全管理，依照危险化学品安全管理条例执行。

第七十一条　本条例自公布之日起施行。

附录三　相关法规、规章和规范性文件目录

序号	名　　称
行　政　法　规	
1	《工伤保险条例》(国务院令　第586号)
2	《放射性同位素与射线装置安全和防护条例》(国务院令　第449号)
3	《女职工劳动保护特别规定》(国务院令　第619号)
部　门　规　章	
4	《职业病诊断与鉴定管理办法》(卫生部令　第91号)
5	《放射性同位素与射线装置安全和防护管理办法》(环境保护部令　第1号)
6	《劳务派遣暂行规定》(人力资源和社会保障部令　第22号)
规　范　性　文　件	
7	《职业病危害因素分类目录》(国卫疾控发〔2015〕92号)
8	《职业病分类和目录》(国卫疾控发〔2013〕48号)
9	《一般有毒物品目录》(2002年版)
10	《高毒物品目录》(卫法监发〔2003〕142号)
11	《剧毒化学品目录》(2015年版)

附录四 相关国家标准目录

序号	名　　称
1	《水泥工业大气污染物排放标准》（GB 4915—2013）
2	《非金属矿物制品业卫生防护距离第1部分：水泥制造业》（GB 18068.1—2012）
3	《电离辐射防护与辐射源安全基本标准》（GB 18871—2002）
4	《水泥窑协同处置固体废物污染控制标准》（GB 30485—2013）
5	《水泥工厂职业安全卫生设计规范》（GB 50577—2010）
6	《高温作业分级》（GB/T 4200—2008）
7	《粉尘作业场所危害程度分级》（GB/T 5817—2009）
8	《袋式除尘器技术要求》（GB/T 6719—2009）
9	《生产过程安全卫生要求总则》（GB/T 12801—2008）
10	《个体防护装备选用规范》（GB/T 11651—2008）
11	《排风罩的分类及技术条件》（GB/T 16758—2008）
12	《水泥生产防尘技术规程》（GB/T 16911—2008）
13	《呼吸防护用品的选择、使用与维护》（GB/T 18664—2002）
14	《护听器的选择指南》（GB/T 23466—2009）
15	《工业企业噪声控制设计规范》（GB/T 50087—2013）
16	《个体防护装备配备基本要求》（GB/T 29510—2013）
17	《呼吸防护用品 自吸过滤式防颗粒物呼吸器》（GB 2626—2006）

附录五　相关职业卫生标准目录

序号	名　　称
职业卫生标准	
1	《工业企业设计卫生标准》（GBZ 1—2010）
2	《工作场所有害因素职业接触限值　第1部分：化学有害因素》（GBZ 2.1—2007）
3	《工作场所有害因素职业接触限值　第2部分：物理因素》（GBZ 2.2—2007）
4	《放射工作人员职业健康监护技术规范》（GBZ 235—2011）
5	《密封放射源及密封γ放射源容器的放射卫生防护标准》（GBZ 114—2006）
6	《X射线衍射仪和荧光分析仪卫生防护标准》（GBZ 115—2002）
7	《工作场所职业病危害警示标识》（GBZ 158—2003）
8	《工作场所空气中有害物质监测的采样规范》（GBZ 159—2004）
9	《电离辐射与防护常用量和单位》（GBZ/T 183—2006）
10	《职业健康监护技术规范》（GBZ 188—2014）
11	《工作场所物理因素测量　第1部分：超高频辐射》（GBZ/T 189.1—2007）
12	《工作场所物理因素测量　第2部分：高频电磁场》（GBZ/T 189.2—2007）
13	《工作场所物理因素测量　第3部分：工频电场》（GBZ/T 189.3—2007）
14	《工作场所物理因素测量　第6部分：紫外辐射》（GBZ/T 189.6—2007）
15	《工作场所物理因素测量　第7部分：高温》（GBZ/T 189.7—2007）
16	《工作场所物理因素测量　第8部分：噪声》（GBZ/T 189.8—2007）
17	《工作场所物理因素测量　第9部分：手传振动》（GBZ/T 189.9—2007）
18	《工作场所物理因素测量　第10部分：体力劳动强度分级》（GBZ/T 189.10—2007）
19	《工作场所物理因素测量　第11部分：体力劳动时的心率》（GBZ/T 189.11—2007）
20	《工作场所空气中粉尘测定　第1部分：总粉尘浓度》（GBZ/T 192.1—2007）
21	《工作场所空气中粉尘测定　第2部分：呼吸性粉尘浓度》（GBZ/T 192.2—2007）
22	《工作场所空气中粉尘测定　第3部分：粉尘分散度》（GBZ/T 192.3—2007）
23	《工作场所空气中粉尘测定　第4部分：游离二氧化硅含量》（GBZ/T 192.4—2007）
24	《工作场所防止职业中毒卫生工程防护措施规范》（GBZ/T 194—2007）

（续）

序号	名　　称
25	《有机溶剂作业场所个人职业病防护用品使用规范》（GBZ/T 195—2007）
26	《高毒物品作业岗位职业病危害告知规范》（GBZ/T 203—2007）
27	《高毒物品作业岗位职业病信息指南》（GBZ/T 204—2007）
28	《密闭空间作业职业危害防护规范》（GBZ/T 205—2007）
29	《密闭空间直读式气体检测仪选用指南》（GBZ/T 222—2009）
30	《职业卫生名词术语》（GBZ/T 224—2010）
31	《用人单位职业病防治指南》（GBZ/T 225—2010）
32	《工作场所职业病危害作业分级　第1部分：生产性粉尘》（GBZ/T 229.1—2010）
33	《工作场所职业病危害作业分级　第2部分：化学物》（GBZ/T 229.2—2010）
34	《工作场所职业病危害作业分级　第3部分：高温》（GBZ/T 229.3—2010）
35	《工作场所职业病危害作业分级　第4部分：噪声》（GBZ/T 229.4—2012）
36	《职业性接触毒物危害程度分级》（GBZ 230—2010）
37	《职业禁忌证界定导则》（GBZ/T 260—2014）

参 考 文 献

[1] 杨文芬，张斌．职业危害个体防护技术 [M]．北京：中国劳动社会保障出版社，2010.

[2] 孟超．职业卫生监督与管理 [M]．北京：中国劳动社会保障出版社，2010.

[3] 王志，赵江平，黄春新．职业卫生概论 [M]．北京：国防工业出版社，2012.

[4] 孙贵范，邬堂春，牛侨．职业卫生与职业医学 [M]．北京：人民卫生出版社，2013.

[5] 徐恒峰，方培根，敖旭平，等．新型干法水泥窑炉脱硝技术应用与探讨 [J]．水泥工程，2013（3）：64－66.

[6] 马骏．水泥生产中粉尘危害与防治 [J]．劳动保护，2014（3）：24－26.

[7] 高世民，主编．职业卫生监督管理培训教材 [M]．北京：煤炭工业出版社，2014.

[8] 马骏，李涛．实用职业卫生学 [M]．北京：煤炭工业出版社，2017.